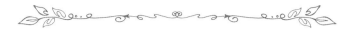

陪 伴 女 性 终 身 成 长

不疲劳的生活

[日] 工藤孝文 著

葛培媛 译

江西科学技术出版社

2021年·南昌

前言

工作、社交、家务、带娃……生活中的你总是火力全开。

好想休息!

可是不能休息!

我想和这样一类生活忙碌的女性朋友分享一些振作精神和增强体力的好习惯。

超负荷的生活会导致免疫力低下!

"有点感冒,可手头上的工作还没忙完。""孩子饿了,又该做饭了。"……每当你很想休息却又硬撑着身体强迫自己干活的时候,免疫细胞的功能就会减弱,身体抵抗病毒的能力也会随之下降。

当你经常嘴角起泡、感冒发烧,终于意识到自己的体质已经变差的时候,你的身体其实早就已经向防御系统发出了指令:通过产生免疫物质来保护身体。

这类免疫物质虽然能有效抑制病毒，却会给我们的大脑带来不良影响。其主要症状就是使人长期疲乏、不安、抑郁等。

慢性疲劳无法通过睡眠消除！

当大脑产生免疫物质时，通过血清素等具有抗压作用的神经递质进行的信息传递活动就会出错，人体就会出现各种慢性疲劳的症状。这样一来，大脑就会疲劳。但大脑的疲劳不同于身体的疲劳，无论你休息多久，也无法恢复。

"坐地铁能坐着绝不站着……"

"觉得爬楼梯很累，所以总是坐电梯。"

平时没怎么运动却依然感到疲乏。如果你属于这类人群，吃营养品只能暂时帮助你恢复体力。对于易疲劳人群来说，根本的治疗方法要从大脑入手。

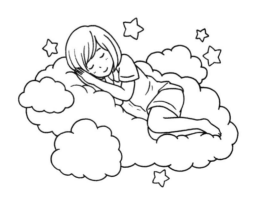

只有增加血清素，才能摆脱易疲劳体质！

血清素是一种神经递质，它与精神状态的稳定以及睡眠密切相关。当血清素充足时，人体就能分泌可以清除活性氧的褪黑素。而活性氧会抑制肌肉和细胞的活动，引发疲劳感。因此，血清素和消除疲劳密不可分。

自主神经功能正常，身心就会放松

自主神经也是我们需要了解的一个概念。大脑中的自主神经掌管着我们的呼吸、心跳、排汗等。当自主神经超负荷时，也会引发疲劳。自主神经分为交感神经和副交感神经。当我们运动或者开展脑力劳动时，交感神经起着主要作用，自主神经因此承受负担——即我们说的疲劳。

喝葡萄糖补充剂

血糖值随葡萄糖的摄入而快速上升！
身体瞬间恢复活力。

迅速升高的血糖值回落后，
身体出现强烈的疲劳感。

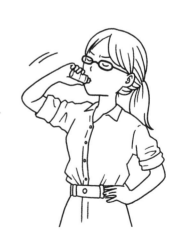

为了消除并防止疲劳，减轻自主神经负担十分重要。忙碌的时候，交感神经会不断受到刺激。这时候，如果我们能下意识地切换到副交感神经模式，就能起到缓解疲劳以及抑制紧张、兴奋的作用，人也会感到更加轻松。

　　本书将为大家介绍各种消除疲劳的好习惯。除增加血清素摄入的饮食习惯之外，还将从自主神经的调节方法、血流与多巴胺等神经递质的角度出发帮助你养成消除疲劳的好习惯。这些习惯实践起来都非常容易，相信一定可以帮助到大家。

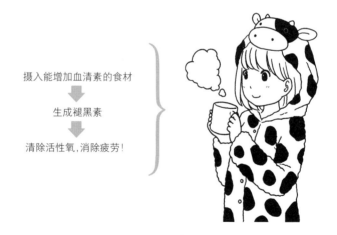

摄入能增加血清素的食材

⬇

生成褪黑素

⬇

清除活性氧，消除疲劳！

目录

PART **1** 不疲劳的睡眠习惯

PART 2　不疲劳的饮食习惯

PART 3   不疲劳的生活习惯

PART 4　不疲劳的工作习惯

PART 5   不疲劳的解压习惯

中医小课堂

PART

1

不 疲 劳 的

睡 眠 习 惯

总也睡不着，感觉睡得很好可醒来还是很累……
本章介绍的睡眠习惯，将改变你的现状，让你变
身睡美人！

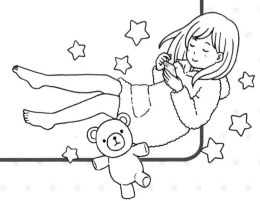

睡 眠 习 惯

1

周末不睡懒觉！
每天早上按时起床，
是摆脱疲劳的第一步

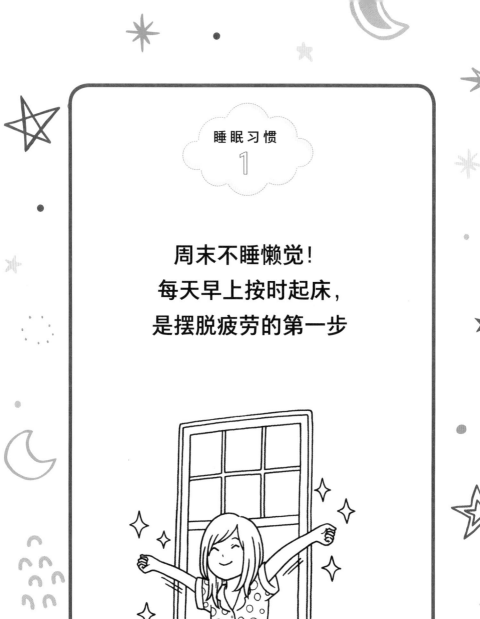

阳光可以矫正"身体时钟"的偏差

我们之所以习惯白天活动夜晚睡觉，是因为人体有一种被称为"生物钟"的基因。生物钟又名"生理钟"。但人类的生物钟与时钟并不同步，日本科学家发表研究论文表示，他们发现人类的生物钟周期为 24 小时 18 分钟。因此，对于地球自转一周为 24 小时来说，每天会出现 18 分钟的偏差。而这部分偏差正是由阳光来帮助我们调整的。我们之所以能每天规律地活动，正是因为大脑感知到阳光以后，矫正了偏差。

多沐浴清晨的阳光，心情不再抑郁！

如果长期无法矫正生物钟的偏差，不仅会出现睡眠障碍，还可能会引发肥胖、糖尿病，甚至出现免疫缺陷、过敏性疾病。因此，我们需要养成每天早上按时起床、沐浴晨曦的习惯。

按时睡觉却不按时早起的人也无法很好地矫正身体时钟的偏差。因此，让我们先一起戒掉周末睡懒觉的习惯，每天固定同一时间起床沐浴阳光，开启一整天的健康生活吧！

给易疲劳人群的温馨提示♪
. . . .
早起拉开窗帘吧！——这是一个容易被人忽略却很重要的习惯。
. . . .

早上喝一杯牛奶，
提高睡眠质量

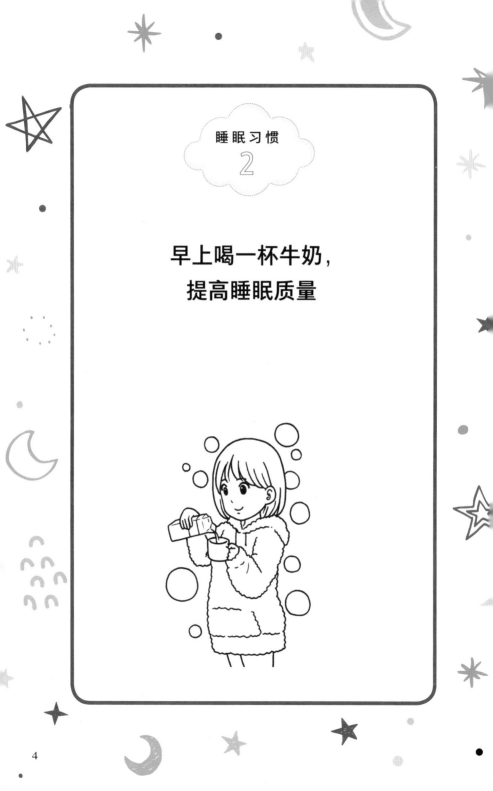

睡眠激素——褪黑素的惊人效果

有这样一种说法：睡前喝一杯热牛奶可以帮助睡眠（详见 P41）。其实早上就应该喝牛奶！因为牛奶中含有睡眠激素褪黑素的源头物质——色氨酸。

为什么说要早上喝牛奶呢？因为色氨酸从血清素（神经递质）转化为褪黑素需要 14~16 个小时。早晨喝完牛奶到晚上睡觉，色氨酸刚好能够转化为褪黑素，从而带来优质的睡眠。

早上宜食富含蛋白质的食物

除牛奶以外，鱼类、肉类、豆制品、坚果、香蕉等富含蛋白质的食材中也含有褪黑素的源头物质色氨酸。早上吃这些食物，能够发挥和牛奶一样的功效，在夜晚帮助人体生成褪黑素。

蛋白质摄入不足会给睡眠造成不良影响，因此平时一定要保证蛋白质的摄入量。在日本，人们喜欢在早晨吃纳豆，既方便又营养（详见 P57）。

给易疲劳人群的温馨提示♪

· ·

早晨摄入的蛋白质能为我们带来一整晚的好睡眠。

· ·

睡眠习惯

饮食习惯

生活习惯

工作习惯

解压习惯

睡眠习惯

3

建议睡得很好可醒来依然觉得累的人，每天睡 7 个小时

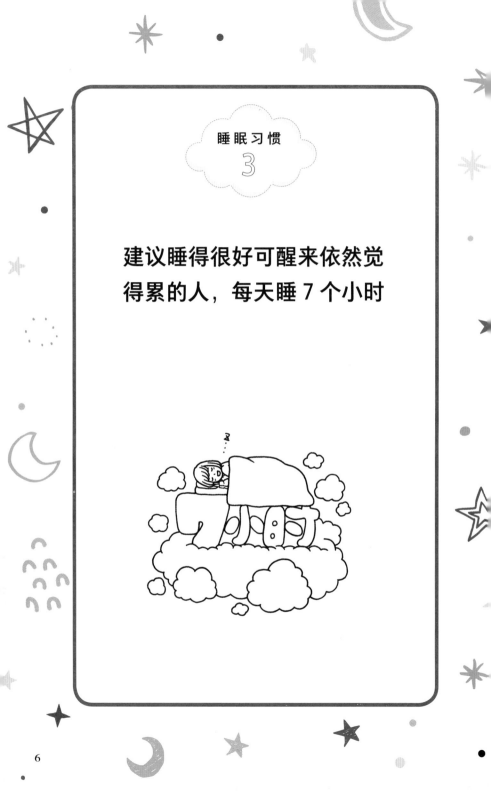

睡眠不足会导致肥胖？！

大家是否知道睡眠不足可能会导致肥胖？**睡眠不足会导致人体瘦素（抑制食欲的饱腹感激素）分泌减少，从而使人的食欲旺盛，吃下更多食物。**因此，我们需要保证睡眠时长在 7 个小时左右。随着年龄的增长及季节的变化，对于不同的人来说，适合自己的睡眠时间也不尽相同。即便如此，也要保证睡够 6 个小时。此外，睡眠不足还会导致生活习惯病、抑郁症等，因此要多加注意。还有一种说法是睡眠超过 8 个小时会导致寿命减短，要注意不要睡太久。

白天可以抽空小憩

尽管平时很注重健康的睡眠时长，但总会有那么几天没办法保证充足的睡眠。在这种情况下，**通过碎片化的小憩将 7 个小时补足，也是有利于健康的做法。**

通常来说，人类社会倾向于夜间的单相性睡眠。但在自然界中，动物一天当中分多次睡觉的多相性睡眠是非常普遍的。因此，我们人类也可以分段式地进行睡眠。重要的是保证总的睡眠时长及睡眠质量。白天小憩 20 分钟就能帮助大脑和身体缓解疲劳。

给易疲劳人群的温馨提示♪
· ·
当天的疲劳当天消除。
· ·

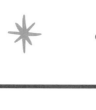

睡眠习惯

4

易疲劳女性的"救世主"——
晚餐时来一碟泡菜

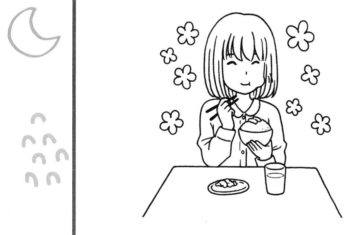

泡菜中含有有效缓解疲劳和压力的 GABA

近几年，GABA（γ - 氨基丁酸）备受关注。它是人体大脑中一种能够使副交感神经起主导作用的神经递质，具有抑制兴奋、消除疲劳、缓解压力，以及提高睡眠质量的功能。可以说，对于生活压力大的现代人来说，GABA 是不可或缺的存在。虽然我们可以通过保健品或食品添加物来摄取 GABA，但我更推荐大家吃发酵食品——泡菜。每克泡菜中含有数以亿计的、能够促进 GABA 生成的乳酸菌。因此多吃泡菜就能促进 GABA 的生成。

泡菜中的辣椒素能够让你睡得更香

泡菜的原料之一——辣椒中富含能够帮助睡眠的辣椒素。辣椒素能够在人体体温升高后，通过促进排汗，再使体温降下来。这样一来，就能在你入睡时使身体内部的热量通过手心、脚掌散发出去，帮助你快速入眠。因为身体内部温度下降需要一个过程，所以在晚餐时吃泡菜比较好。不过，摄入过量的话，辣味可能会刺激自主神经，让人变得兴奋。因此，要注意适量食用。

给易疲劳人群的温馨提示♪
· ·
心烦意乱的时候吃个泡菜锅吧！
· ·

睡眠习惯

饮食习惯

生活习惯

工作习惯

解压习惯

睡前远离手机，
让眼睛和大脑得到双重放松

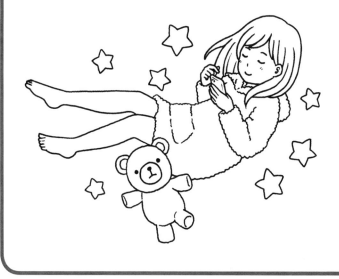

失眠的原因竟然是因为蓝光

如今，智能手机、平板电脑已经成为现代人生活中必不可少的一部分。然而，这些电子设备的屏幕所释放的蓝光，却会对我们的睡眠造成各种不良影响。人的大脑在夜间会逐渐分泌褪黑素，从而让人产生睡意。如果在睡前受到蓝光照射的话，大脑便会误以为现在还是白天，不仅会影响褪黑素的分泌，还会让大脑处于长时间紧张兴奋的状态。而且蓝光波长短、易散射的特点，极易诱发眼疲劳。

晚上 10 点后请放下手机

褪黑素的分泌是有昼夜节律的，夜幕降临后，光刺激减弱，体内褪黑素的分泌水平逐渐提高，在凌晨 2~3 点达到高峰。夜间褪黑素水平的高低会直接影响到睡眠质量。要想保证充足的睡眠时间以及良好的睡眠质量，晚上 10 点以后尽量不要看手机。

话虽如此，如果因为各种原因很难做到的话，建议活用手机的护眼模式，把画面的颜色设置成暖色调。柔和的暖色调可以减轻蓝光对大脑的刺激，有效缓解蓝光对睡眠的影响。同时，也要注意调低屏幕亮度。不过即便如此，刺激依然存在，总之临睡前尽量不要看手机。

给易疲劳人群的温馨提示♪

晚上看手机，记得将手机设置成夜间模式。

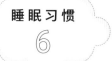

睡眠习惯
6

晚上 10 点以后是"魔鬼"时间，提前 30 分钟上床睡觉更有助于减肥

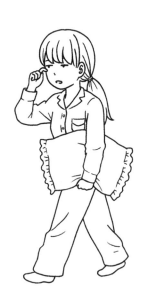

12

总想觅食的危险时间

明明晚饭吃得饱饱的，可一过晚上 10 点，肚子就饿了，于是眼睛就不自觉地朝冰箱的方向看。正在减肥的女性，一定要避免出现这样的情况。吃夜宵往往是导致肥胖的一大原因。

这是因为晚上 10 点到凌晨 2 点这一时间段，胃肠对食物的消化吸收效率提升了。如果这个时候吃东西，不仅会延长胃肠蠕动时间，难以保证尽快进入深度睡眠，导致睡眠质量下降，还会加重代谢负担，久而久之造成肥胖。因此，晚上 10 点以后绝对不要加餐。

早睡可以缓解不安和忧郁！

一到夜里，人就会觉得饿，其实这是源于人类最初的本能记忆。在很久很久以前，人类还生活在蛮荒时代的大自然中，在夜晚极有可能遭遇野兽的袭击。因此，夜间的危机感和不安情绪便留存在了人类的记忆中。

哪怕是在现代文明社会，大脑依旧会在夜里本能地感知到压力，为了让副交感神经占优势，使自己放松下来，人就会不自觉地产生想吃东西的欲望。为了避开深夜的美食诱惑，最好不要熬夜，尽量早点上床睡觉吧。

给易疲劳人群的温馨提示♪
. . . .
减肥的第一步，提前30分钟上床睡觉。
. . . .

小贴士

利用人体生物钟，
通过BMAL1来助眠和减肥

　　调节我们日间活动和睡眠时机的时钟基因，可以通过调控、产生名为 BMAL1 的蛋白。这种蛋白能够促进脂肪细胞的分化。

　　在一天中的不同时间段，人体内 BMAL1 的数量是不同的。通常，下午 2 点左右是数量最少的时候，在此之后呈现出不断增加的趋势，并在凌晨 2 点达到峰值，然后数量慢慢减少。因此，从晚上 10 点到凌晨 2 点这个时间段里，人体对相同热量的食物的吸收效率会增强，更容易发胖。所以，晚饭最好在晚上 9 点之前吃完。只要掌握好 BMAL1 的作用机制，我们就能更有效地减肥。

晚上吃东西会
堆积脂肪！

14

一天中BMAL1的数量变化情况

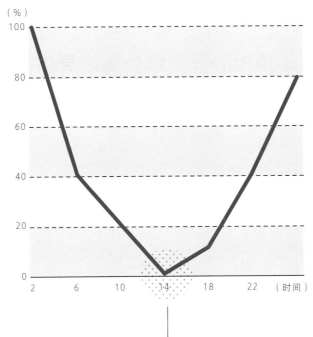

吃不胖的时间点

下午 2 点前后，是 BMAL1 数量最少的时间。所以如果想吃甜食，可以选择在人体吸收效率最低的下午 2~4 点这一时间段。在这个时间段加餐，还能防止吃晚饭时暴饮暴食。

不用担心开空调会影响身体，
一键帮你获得舒适的睡眠

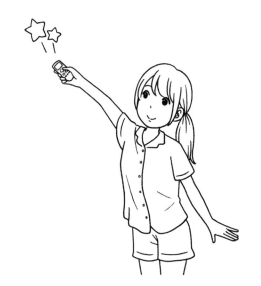

卧室空调可以一直开着

为了消除疲劳和保持年轻漂亮，提升睡眠质量十分重要。为此，营造良好的睡眠环境是必不可少的前提条件。其中，室温又是影响睡眠质量的一大因素。我们常听人说一直开空调对身体不好。其实这是一种误解，事实恰恰相反。

炎热的夏天或者寒冷的冬天，如果不开空调睡觉，身体会承受更大的负担，自主神经也得不到放松，疲劳感也就无法完全被消除。因此，睡觉的时候不用关空调，这样能让卧室保持舒适的温度一直到早晨。

冬天 20℃左右，夏天 25℃左右最适宜

冬天室温维持在 20℃左右即可。如果客厅和卧室温差过大，自主神经也会承受负担。因此，最好是所有的房间都保持温度一致。夏天过度炎热会引发中暑，因此必须调节室温。将温度调到不出汗的程度即可，过低对身体也不好，25℃左右比较适宜。

另外，让房间保持一定的湿度也很关键。尤其是在冬天，开空调或暖气容易让室内空气变得干燥，为了保护我们的肌肤和喉咙，需要采取加湿措施。

给易疲劳人群的温馨提示♪

硬撑可不是良策，请对自己好一点。

睡眠习惯

8

泡澡助眠法：
睡前 1 小时用温水泡澡 10 分钟

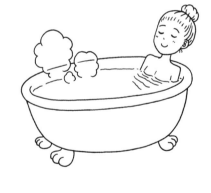

体温的升降变化可以助眠

人在开始入睡时，身体内部的温度会逐渐降低，新陈代谢会变缓，这些都是在为深度睡眠做准备。此时，手和脚的皮下血管舒张，体内的热量被慢慢释放出去。因此我们在犯困的时候，手脚通常会变热。

人体温度下降，大脑的活力也会随之下降，人就容易入睡。如果我们通过泡澡，先将体内温度暂时性提高，那么当人体温度下降时，降幅就会增大，人就会更容易入睡。理想的泡澡时间是睡前 1 小时。温水即可，最佳泡澡时长为 10 分钟左右。

水温过高、时间过长都不好！
38℃左右为最佳水温

泡澡时建议用对皮肤刺激较小的温水，温度以接近人体体温的 38℃左右为宜。如果水温过高，交感神经会变得活跃，反而会导致大脑兴奋。

有不少人为了达到美容效果，刻意延长泡澡时间。但是这样会导致体内温度上升得过高，反而不利于睡眠，因此不建议泡太久。随着季节的变化，适宜的温度也会有所不同，可以用我们的皮肤去感受水温，灵活调整。

给易疲劳人群的温馨提示♪

· ·

泡澡的时候，水没过胸部比没过肩膀更好。

· ·

睡眠习惯

饮食习惯

生活习惯

工作习惯

解压习惯

睡眠习惯

9

摆脱失眠！利用间接照明
营造温馨的睡眠氛围

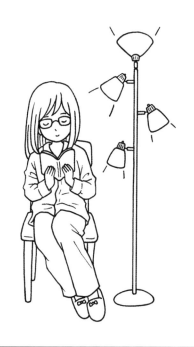

沐浴在月光般柔和的灯光下

调节照明是营造良好睡眠环境的重要方法。白天光线强的时候，大脑会保持清醒；夜晚光线变弱的时候，人便会犯困。

需要注意的是，如果夜晚灯光或手机屏幕光线太强，人体就会抑制褪黑素的分泌，人就会变得清醒。因此，睡前 2 小时要及时关掉房间的荧光灯，换成能让人放松下来的暖色系灯光。

睡觉的时候，最好把所有的灯都关掉，在无光的环境中入睡。

灯的位置最好设在脚边

尽管暖色系的白炽灯能够使副交感神经占主导，促使大脑放松下来，但如果光线直接照射眼睛，就会使大脑兴奋。间接照明灯具的光源位置最好隐蔽一些。人躺在床上的时候，看不到光源是最理想的。所以灯的位置要尽可能低于床的高度，最好放在脚边等位置。

另外，带灯罩的白炽灯、可以调节亮度的照明灯具也是理想选择。通过调节灯光，让大脑和身体放松下来，我们就能更快地入睡。

给易疲劳人群的温馨提示♪

· ·

夜晚容易中途醒过来的人，也可以通过这些小习惯改善睡眠。

· ·

"冷泡绿茶"带给你极致睡眠。
不含咖啡因，可以放心喝！

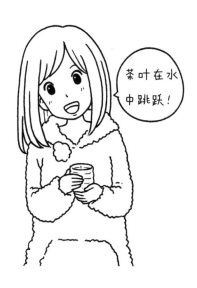

茶叶在水中跳跃！

茶氨酸有一定的镇静作用

众所周知，咖啡因具有兴奋作用，摄入过量会导致失眠。可为什么同样含咖啡因成分的绿茶却被归为助眠饮品呢？相信很多人都会觉得很奇怪。事实上，如果我们用冷水泡绿茶，可以减少茶水中咖啡因的含量。因此，孕妇也可以适量喝些冷泡绿茶。

而且，绿茶中含有的生津润甜成分茶氨酸也能抑制咖啡因的兴奋效果。用冰水冲泡甜味更浓，大家可以试一试。

α 波能放松大脑

绿茶中的生津润甜成分茶氨酸与能够抑制大脑兴奋的谷氨酸结构相似。因此，睡前喝一杯冷泡绿茶，可以抑制白天摄入过量咖啡因所带来的兴奋感。

另外，摄入茶氨酸可以刺激大脑产生具有放松效果的 α 波，是帮助我们消除疲劳的最佳良方。同时，它还具有加速脂肪燃烧的功效。冷泡绿茶取材于大自然，对身体健康无害，是理想的助眠、美容饮品。

给易疲劳人群的温馨提示♪
· ·
相信茶氨酸的魔力——喝出美丽。
· ·

睡眠习惯

饮食习惯

生活习惯

工作习惯

解压习惯

丝绸质地的睡衣
绝对物有所值！

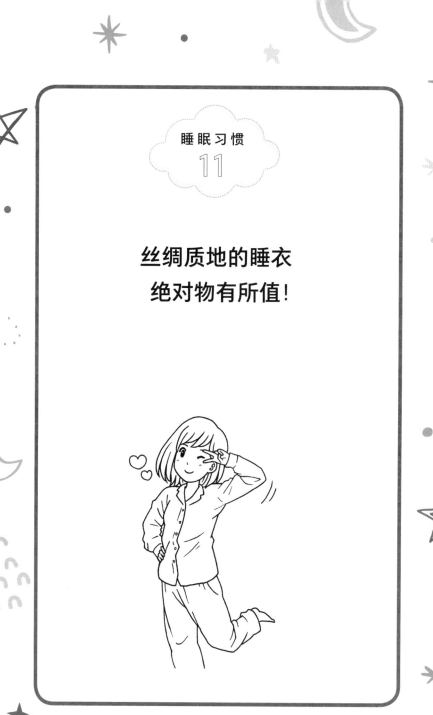

不要穿着家居服睡觉

不知道大家是否都能区分家居服和睡衣呢？可能有人不太清楚两者的区别。家居服是在家时为了舒适而穿的衣服，睡衣则是睡觉时穿的衣服。

睡衣的舒适与否和睡眠质量息息相关，因此要尽可能选择设计简单、不会妨碍睡眠的睡衣。另外，最好也不要选择紧身或者会勒到身体的睡衣。腰和手腕的位置没有松紧带，没有帽子的睡衣比较好。总之，要尽可能地选择让我们觉得舒适的款式。

冬暖夏凉的丝绸睡衣带给我们最佳的睡眠体验

虽然季节不同情况会有所不同，但人在睡眠时的排汗量在 1 杯（150ml）左右。穿着尼龙面料等透气性较差的衣服睡觉，会使"被窝气候（被子和褥子之间的温度和湿度）"变得令人不适，扰乱自主神经，导致睡眠质量下降，要尽量避免这种情况。

推荐大家选择万能面料——丝绸。丝绸吸水效果好，又速干，是解决睡觉时出汗问题的最佳选择。同时，丝绸的保暖隔热效果也很好，穿在身上冬暖夏凉，可以说是无可挑剔的好面料。

给易疲劳人群的温馨提示♪

有帽子的睡衣是最妨碍睡眠的款式。

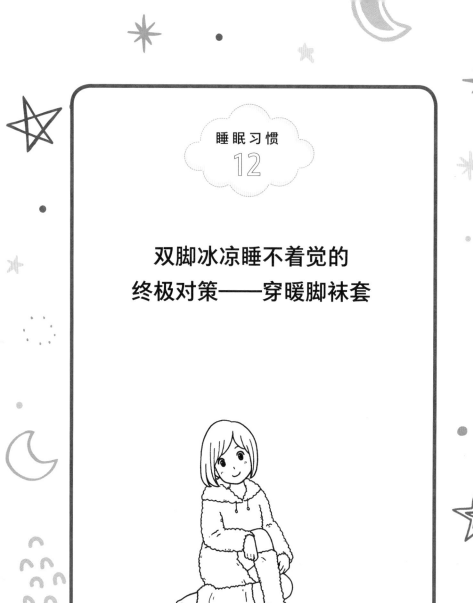

双脚冰凉睡不着觉的
终极对策——穿暖脚袜套

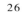

穿袜子睡觉到底好不好？

经常听到女性朋友说自己冬天洗完澡之后手脚冰凉睡不着觉。而穿袜子睡觉的习惯可能会影响睡眠质量，不建议采用这种办法。因为人在入睡时身体内的温度需要通过四肢末端散发出去，穿着袜子会阻碍热量的释放，导致体内温度无法顺利降低。

因此，我推荐大家穿暖脚袜套。暖脚袜套的设计非常适合睡觉时穿，既能保暖，又不妨碍脚底散热，不存在影响睡眠的问题，而且能帮助我们睡得更香。

脚腕保暖是解决脚冷问题的最佳方法

可能有人会问：那如果脚尖冷怎么办？实际上，比起脚尖，脚腕的保暖才是解决脚冷问题的关键。脚腕位置的肌肉和脂肪分布相对较少，更怕冷。因此，针对脚腕位置进行局部保暖，使得流经的血液温度上升，再通过血液循环让整只脚都摆脱冰冷。

自从我穿暖脚袜套睡觉后，晚上醒来的次数少了很多。不仅是冬天，夏天的时候穿也很有帮助，总之，一年四季都可以穿。

给易疲劳人群的温馨提示♪
. . . .
造成女人疲劳和肥胖的最大敌人——寒气。
. . . .

睡眠习惯

饮食习惯

生活习惯

工作习惯

解压习惯

暖宝宝的"全身比赛"，看哪个部位能胜出

冬天自然离不开一样东西——暖宝宝。在外套口袋里放上一片可以暖手，隔着衣服在背上、肚子上贴上一片可以御寒，暖宝宝可以说是寒冷天气必备的御寒好物。

不过，你知道吗？其实只要在身体某些部位贴一片暖宝宝，就能让全身都暖和起来。

比如脚底，见效特别快！出门前，在鞋子里贴一片小的暖宝宝，就能帮助你有效抵御严寒。

另外还有脖子、腰和肚子。这几个部位贴暖宝宝的效果也非常好。建议大家一定要试一试。

大家都有怕冷的烦恼。

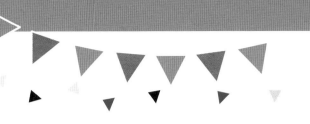

暖宝宝的"全身比赛"排名

第1名 脚底

人在走路的时候，脚就像泵一样，会把下半身的血液推至全身。因此，当脚底心变暖，通过脚底的血液也会变暖，紧接着全身的体温都会上升。

第2名 脖子

人的脖子上有很粗的血管经过，温暖这个部位，效果会立竿见影。身体很快就会跟着暖起来。

第3名 腰

腰位于身体的中心部位，腰变暖的话，内脏也会变暖，整个身体就会变得暖烘烘。

第4位 肚子

内脏变暖之后，人体新陈代谢的速度会加快，这样不仅能使体温升高，还有助于减肥。

睡眠习惯

13

打造五星级酒店般的卧室，
首选米色系装修风格

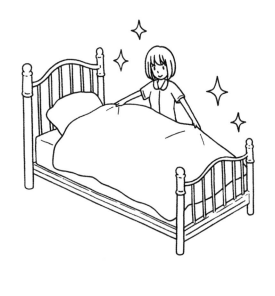

卧室不要用红色和黑色

请问大家的卧室是以什么颜色为主色调呢？如果是以红色、黄色等暖色系或者以黑色为主色调，就需要注意一下。这些颜色会刺激大脑，使交感神经占主导，因而可能会影响我们的睡眠。尤其是窗帘、被套等面积比较大的物件，注意不要使用上述这些颜色。

情绪低落的时候，目光接触暖色系的东西，可以让我们打起精神。因此，红色、橙色系的装饰物可以摆放在早晨起来眼睛容易看见的地方。

选择让自己感到放松的色彩

卧室的装修色调首选自然的米色系。大家联想一下高级酒店的客房，应该能想象出那种画面。颜色淡而柔和的米色，能够使副交感神经占主导，能让我们更好地入睡。另外，浅蓝色、浅绿色等冷色系也有较好的放松效果。

大家可以从这些颜色中选择让自己感到放松的颜色或者自己喜欢的颜色，融入装修中去。或选择一个面积稍大的物件，改变一下它的颜色，效果就会很明显。

给易疲劳人群的温馨提示♪

卧室床品只需更换最外面的颜色就可以哦！

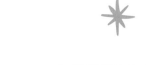

睡眠习惯

14

入睡仪式，让你从今晚开始
成为睡美人

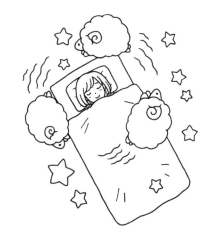

单调行为能引发睡意

为什么事务性工作、在高速公路上开车、阅读无聊的书籍，会令人犯困？据说，是因为这些单调的行为会促使大脑产生 α 波，从而使副交感神经占主导，所以人才会犯困。单调行为的助眠效果是经过科学验证的。我们可以把它们作为类似于入睡的开关，即入睡仪式。例如闭上眼睛数数、五页五页地看书等，找到自己喜欢的事情，然后把它们培养成每天睡前的习惯性动作，就能让你得到进一步放松，提升入睡效率。

创造属于自己的入睡仪式

入睡仪式的关键在于发现自己原有的习惯。首先可以观察一下什么行为能让自己在睡觉前放松下来。如果强行重复自己不擅长的事情，或者自己不太感兴趣的事情，反而会使交感神经占主导，导致出现相反的效果。

另外，看手机、平板电脑等发出强光的电子设备，会使大脑兴奋，要尽量避免。接下来我会专门给大家介绍一些比较有效的入睡仪式，大家可以根据自身的情况参考一下。

给易疲劳人群的温馨提示♪

每天睡前5分钟的重复动作居然如此重要。

绝对有效：
推荐给失眠人士的入睡仪式

有时候明明身体很疲惫，精神却很亢奋。到该睡觉的时间了，可就是怎么也睡不着……饱受失眠困扰的朋友，你们的福音——入睡仪式来了。

夜晚精神亢奋是因为白天高度兴奋的交感神经无法平静下来，导致夜晚兴奋状态仍在持续。但是遗憾的是，我们无法控制自主神经。因此，我们可以借助入睡仪式，通过让副交感神经占主导的方式来切换状态。

小孩子睡觉前听妈妈讲故事就是入睡仪式的一种。类似于这样的入睡仪式，尤其是在精神游离的状态下就能进行的单调动作，效果特别明显。

睡前放弃一切思考、自我批斗行为！

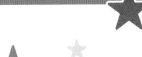

今天就能实践的入睡仪式♪

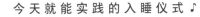

涂自己喜欢的身体乳

搭配身体乳进行身体按摩，不仅能有效预防皮肤干燥，还有明显的放松效果。按摩可以让副交感神经占主导，帮助你顺利入睡。选择自己喜欢的味道，放松效果更好哦!

看晦涩难懂的书

选择将看书作为入睡仪式的朋友，建议尽可能看让自己感到枯燥的书。如果是自己感兴趣的书，就容易使大脑兴奋，起到相反的效果。另外，翻看画面温馨的写真集或者插图较多的书籍，也能起到放松效果。

听放松的音乐

治愈系音乐、舒缓的古典乐等也能使副交感神经占主导，适合选为入睡仪式的歌单。快节奏音乐会让交感神经占主导，因此要尽量避免。注意音量不宜过大。

不要等到睡觉前才刷牙! NG!

或许有很多人等到睡觉前才去刷牙，其实这个习惯很不好! 刷牙的动作会刺激交感神经，使之变得活跃，反而让人不容易睡着。因此，最晚在睡前 1 小时刷好牙。

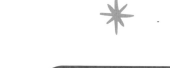

睡眠习惯

15

右侧卧睡姿，让我们
如婴儿般酣然入睡

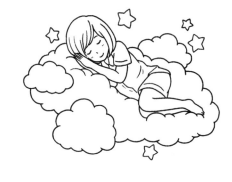

防止打鼾的睡眠姿势

醒来后莫名地提不起精神，总感觉没睡好……很可能是你在睡觉的时候打鼾了。**打鼾不仅妨碍我们的睡眠，而且可能会引发气管堵塞、呼吸中止的睡眠呼吸暂停综合征。因此我们需要尽量避免这一不良习惯。**

采取右侧卧睡姿是预防打鼾的最好方式。侧卧姿势能有效保护气管，不容易出现打鼾的情况。而且能减少睡眠中呼吸暂停的频率，有需要的朋友可以试一试。

右侧卧睡姿——提高胃肠消化能力

为什么说右侧卧有助于消化呢？这是因为胃的生理曲线朝向身体右侧。**当我们的身体顺着胃的弯曲方向朝右侧卧时，就能帮助食物消化。**另外，右侧卧睡姿还能减轻自主神经的负担，帮助我们维持良好的睡眠。

睡觉的时候难免会翻身，如果中途睡姿发生变化也没办法，我们只要在准备睡觉的时候下意识地选择右侧卧的睡姿即可。睡觉的时候如果再怀抱一个抱枕，气管会更畅通哦。

睡眠习惯

饮食习惯

生活习惯

工作习惯

解压习惯

给易疲劳人群的温馨提示♪
· ·
打鼾不仅容易变老,甚至还会危及生命哦!
· ·

睡眠习惯
16

令人难以置信的助眠方法：
吹龙口哨助眠法

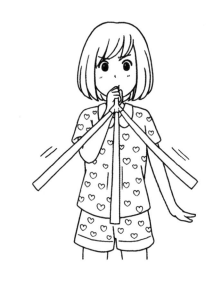

吹吹龙口哨会让你迅速掌握腹式呼吸法

我常推荐给失眠患者的助眠方法是吹吹龙口哨。吹的过程中，我们会自然地进行腹式呼吸，引发睡意。腹式呼吸能够让肺部下方的横膈膜上下移动，刺激密集分布于横膈膜的副交感神经，使之占主导，帮助我们更好地入睡。

睡觉前，躺在被窝里吹一会儿吹龙口哨吧。吹龙口哨很容易买到，也可以自己动手制作。如果实在没有，可以平躺在床上，然后拿一本字典或者稍微重一点的书放在肚子上，通过呼吸让书上下起伏。

今天就能实践的"4-7-8呼吸法"

再告诉大家一个简单的掌握腹式呼吸的方法，即"4-7-8呼吸法"，做法十分简单。闭上嘴巴，慢吸4秒，然后屏气7秒，接下来再呼气8秒。睡前重复3次人就会自然而然地想睡觉。

腹式呼吸可以促进血液循环，能够帮助我们缓解体寒、水肿、便秘等问题，有很好的美容效果。白天觉得累的时候练一下腹式呼吸也很有效果，想起来的时候就可以做一下，十分方便。

给易疲劳人群的温馨提示♪
· ·
焦虑的朋友可以通过集中精力呼吸来放松大脑。
· ·

睡眠习惯

饮食习惯

生活习惯

工作习惯

解压习惯

39

睡眠习惯

17

肚子饿得睡不着的时候，
来一杯热腾腾的牛奶

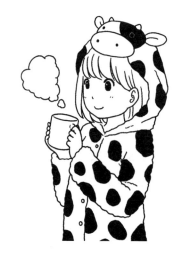

缓解不安的热牛奶

压力大的现代女性常因过度紧张和体内寒气导致身体内部无法顺利散热，从而影响睡眠，或者身体在睡觉时仍然处于紧张状态，得不到放松。

因此，睡前喝一杯热牛奶，让手脚的温度以及体温暂时性上升，就能更好地释放入睡所需的热量，让入睡变得不再困难。热牛奶能让肚子变暖，使副交感神经占主导，放松的效果能够得到进一步加强。牛奶可以稍微烫一些，差不多是在喝的时候需要用嘴吹一吹的程度。

40℃左右的白开水也不错

温热的白开水也有助眠效果。原理和热牛奶一样，可以让身体从内部热起来，通过提高体内温度，有效地让副交感神经占主导。

相比于热牛奶，热白开无热量，也更适合减肥的朋友喝。温度在40℃左右为宜。太烫的水会刺激交感神经，反而使人清醒。

给易疲劳人群的温馨提示♪
· ·
喝热牛奶前吹一吹的动作也有助眠效果哦！
· ·

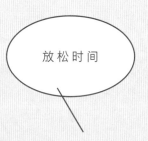

放松时间

明天的事情留到明天再考虑吧。

今天只要做好今天的事就好。

PART

2

不 疲 劳 的

饮 食 习 惯

　　感觉每天都很疲惫，总觉得身体乏力的人，一定要看一看！本章主要介绍一些能让你彻底摆脱疲劳，并吃出美丽的饮食习惯。

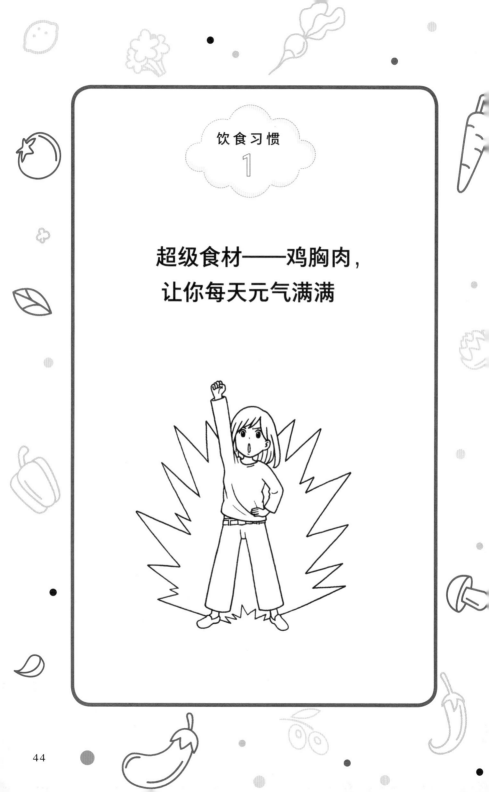

饮食习惯

1

超级食材——鸡胸肉，
让你每天元气满满

最强成分——咪唑二肽

　　鸡胸肉作为一种健康又富含营养的食材，备受人们的关注。鸡胸肉脂肪含量少、热量低，而且蛋白质摄取效率高，是十分优质的食材。鸡胸肉中富含的咪唑二肽具有缓解疲劳和抗氧化的作用（抑制细胞损伤和活性氧的生成），是生活忙碌的女性朋友的好帮手。晚餐来一盘含 100g 鸡胸肉的食物，可以加速缓解疲劳，不会把疲惫感带到第二天。每天习惯性地吃一点鸡胸肉，慢慢地你就不会再感到疲劳。

小菜一碟！自制鸡肉沙拉

　　虽然知道吃鸡胸肉对身体好处多多，但鸡胸肉的水分流失快，很多人不太清楚怎么烹饪。把鸡胸肉做得嫩滑可口的秘诀是不要过度加热。基本的烹饪方法是：先给鸡胸肉整体撒上一层薄薄的淀粉，然后放入烧开的沸水中，再迅速关火盖上锅盖，利用余温焖煮 20~30 分钟。也可以用黑胡椒粉等提前腌制，然后小火慢煎，口感也非常不错。鸡胸肉切成片吃起来更方便，把它加到沙拉里，既能使营养均衡，又能提升口感，可以说是满分美食了！提前做好放进冰箱里冷藏，作为家中常备菜尤其方便。

给易疲劳人群的温馨提示♪
· ·
咪唑二肽还能有效缓解大脑疲劳哦！
· ·

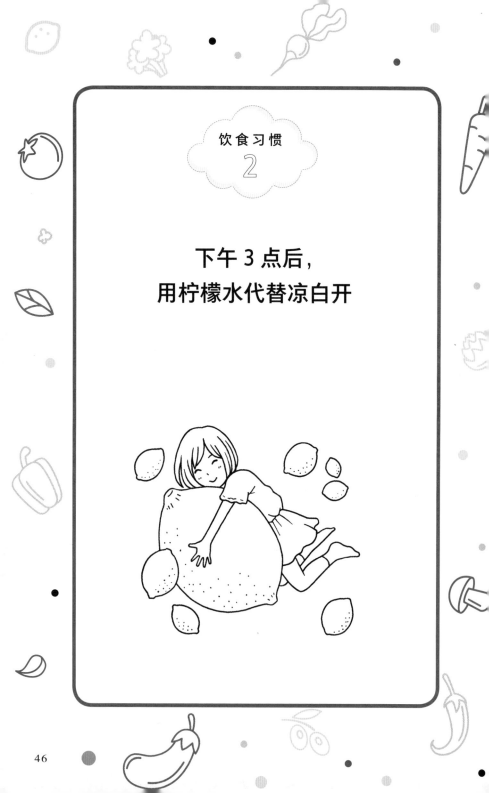

饮食习惯

2

下午 3 点后，
用柠檬水代替凉白开

黄金搭档：咪唑二肽和柠檬酸！

鸡胸肉中含有的咪唑二肽和柠檬等食物中含有的柠檬酸组合在一起，可以进一步提升缓解疲劳的效果。柠檬酸本身也具有缓解疲劳的效果，所以组合在一起效果会更明显。

易疲劳人群建议每天摄入 2700mg 柠檬酸，相当于吃两个柠檬。

只需要把柠檬汁挤到水里制成柠檬水喝就行，也可以分几次喝。如果每天搭配鸡胸肉，效果会更好。

注意！柠檬中含有可能会引发色斑的补骨脂素

柠檬水中不仅含有帮助缓解疲劳的柠檬酸，还富含具有美容效果的维生素 C，简直就是可以喝的美容液。

不过有一点需要注意。柠檬中含有光敏物质，其中香豆素在受到紫外线的刺激后会促使黑色素的生成。因此，如果早上喝柠檬水，出门时暴露在紫外线下，就会容易长色斑。因此，柠檬水要在下午 3 点以后紫外线大幅减少时再喝。

给易疲劳人群的温馨提示♪
· ·
冰箱里常备柠檬水和冷泡绿茶！
· ·

睡眠习惯

饮食习惯

生活习惯

工作习惯

解压习惯

小贴士

柠檬、梅干、黑醋，
用柠檬酸增加活力

通过前面的介绍大家已经知道，同时摄入柠檬酸和咪唑二肽，缓解疲劳的效果会更好。除此之外，柠檬酸还具有抑制血糖升高、活血、抗衰老、美肤等女性追求的诸多效果。

事实上，功能强大的柠檬酸不仅只存在于柠檬中，其他酸味水果或梅干、黑醋等食物中也含有大量柠檬酸。1 天的参考摄入量大约为柠檬 2 个；个头大的梅干 2 颗；黑醋 20~30ml。

把它们制成饮料，每天喝一杯也很方便。把梅干或黑醋当作配料，搭配鸡胸肉一起吃也十分美味！

柠檬酸真的很强大！

水果中柠檬酸的含量排名

第 1 名
柠　檬

柠檬是所有水果中柠檬酸含量最高的。每 100g 柠檬汁中约含有 6.5g 柠檬酸。另外，柠檬中还富含维生素 C，有助于提高人体免疫力。

第 2 名
猕猴桃

被誉为"水果之王"的猕猴桃中也富含柠檬酸。猕猴桃是一种包含了维生素 C、膳食纤维等 17 种营养物质的"超级水果"。

第 3 名
草　莓

草莓中也富含柠檬酸，还富含具有抗氧化作用的花色素苷、维生素 C 等物质。

黑醋

黑醋也是富含柠檬酸的食材之一。同时，它还富含人体所必需的氨基酸。黑醋有软化肉质、控盐、去腥味的效果，是食材烹饪的好搭档。用黑醋翻炒鸡胸肉和蔬菜，一盘帮助我们缓解疲劳的菜肴就完成了。另外，市面上出售的黑醋饮料也可以多喝。1 天的黑醋摄入量在 20~30ml 为宜。有研究表明，黑醋不但具有抑制脂肪堆积作用，还有降血压的功效。

梅干

一些长寿饮食法经常会介绍，梅干中含有的柠檬酸具有缓解疲劳、抗氧化的作用。同时，梅干作为一种发酵食品，还具有预防感冒、提高免疫力、调理肠胃的功效。传统的日式梅酱番茶也是摄入柠檬酸的理想食物。

日式梅酱番茶

材料
梅干 1 颗、酱油 1 小勺、
日式焙茶 1 杯 (200ml)、姜末少许。

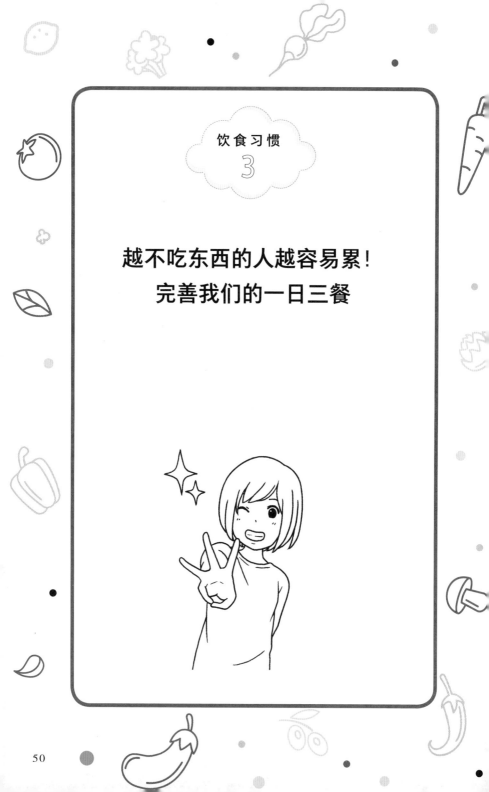

疲乏无力的原因——空腹

　　早上不吃早餐、中午只吃一份蔬菜沙拉。有些女孩子用这样一种近乎绝食的方式严格控制每日的热量摄入。这种极端的节食往往也是身体乏力、易疲劳的原因。当身体缺乏足够的能量来源时，就会生成酮体来作为能量补给。酮体虽然具有较高的能量，但同时也会引起四肢乏力、疲劳或头痛等症状。为了保证良好的工作状态，我们应当规律地摄入一日三餐。即便是在减肥，也要避免过于极端地限制糖类的摄入，注意饮食均衡，进行适度的热量限制即可。

无节制饮食导致内脏超负荷

　　中医学认为，规律的饮食可以使身体保持良好的状态，预防疾病的发生。要点在于控制好三餐之间的间隔，制造出空腹时间，让内脏得到充分的休息。如果无节制地一直吃东西，会使内脏因超负荷工作而加速老化。

　　相反，空腹感会促使胃分泌胃饥饿素，激活线粒体，使细胞重返年轻活力。如果想加餐，最好选择在不容易发胖的下午 2~4 点，次数尽量控制在 1 次。

给易疲劳人群的温馨提示♪

- -

三餐之间减少进食，不要无节制地吃吃吃！

- -

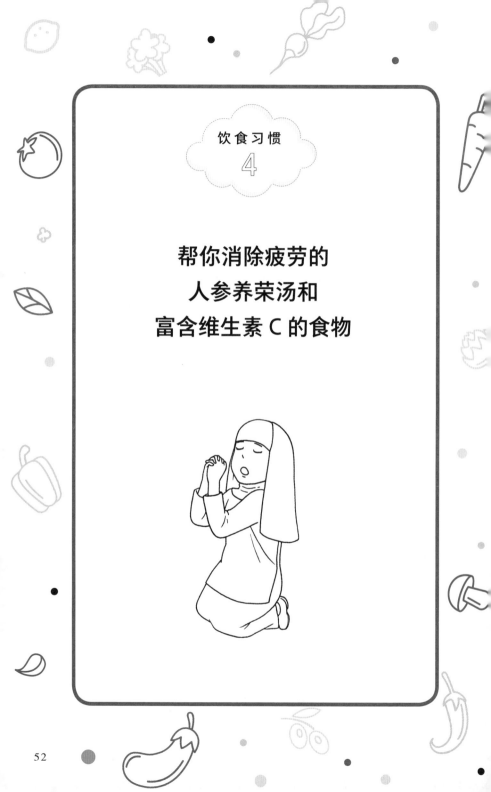

饮食习惯

4

帮你消除疲劳的
人参养荣汤和
富含维生素 C 的食物

抗疲劳中药——人参养荣汤！

　　我平时会给各类身体不适的女性患者开中药处方。其中，人参养荣汤对于长期感到疲劳的人群效果特别好。人参养荣汤可以提升身体机能，改善疲乏，具有很好的缓解疲劳的效果。此外，人参养荣汤具有皮肤保湿效果，还能够通过活血作用来驱寒，可以一次性解决多种困扰女性的烦恼。

　　易疲劳、食欲不振、贫血等体质比较虚弱的朋友可以尝试通过喝人参养荣汤来调理身体。

维生素 C 有助于缓解疲劳！

　　万能的营养素维生素 C 集美容和健康功效于一体。它具有抗氧化作用，可防止皮肤暗沉和松弛，提高免疫力。事实上，维生素 C 还被证明对于缓解慢性疲劳有一定效果。

　　西医学中就经常将维生素 C 用于治疗慢性疲劳症候群。这是因为脂质被分解转化为能量时，需要维生素 C 的参与。保证维生素 C 的充足摄入，可以使能量转化顺利进行，让身体不容易出现疲劳。

　　越是忙碌的女性朋友，就越要注意多吃水果、蔬菜，补充维生素 C。

给易疲劳人群的温馨提示♪

· ·

包里常备维生素C片。

· ·

睡眠习惯

饮食习惯

生活习惯

工作习惯

解压习惯

不疲劳之油——
紫苏籽油拯救人生

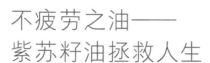

　　紫苏籽油是一种神奇的"不疲劳"营养物。众所周知，鱼类、植物中含有的不饱和脂肪酸（动物性脂肪中多含有饱和脂肪酸）对于人体而言更加健康。不饱和脂肪酸主要分为 ω–3、ω–6、ω–9 三种。其中，以 EPA（二十碳五烯酸）、DHA（廿二碳六烯酸）、α – 亚麻酸为代表的 ω–3 是人体需要尽量多摄入的脂肪酸。它们具有缓解疲劳、防止抑郁、预防高血脂和高血压、减少低密度脂蛋白胆固醇的作用。

　　EPA 还可以帮助活化血管、促进胆固醇排出。富含 ω–3 脂肪酸的紫苏籽油、富含 α – 亚麻酸的亚麻籽油，进入人体后能被转化为 EPA 和 DHA，非常适合不爱吃鱼的朋友。

紫苏籽油广受人们关注！

好评如潮：再也不觉得累了！真的瘦下去了！

唇形科植物紫苏籽榨出的富含 ω-3 脂肪酸的食用油，无色透明、无味无臭，老少皆宜，可以放心地添加到食物中。富含人体必需脂肪酸的 α-亚麻酸，能帮助缓解疲劳、促进脂肪分解。是工作繁忙的人以及减肥女性的理想饮食搭档。

推荐食用法

紫苏籽油无味无臭的特点使得它可以用于任何食物的烹饪。用紫苏籽油做沙拉调味料，或者添加到生鸡蛋拌饭（详见 P57）、咖啡、味噌汤等日常食物中，能大幅增加饮食的营养。搭配纳豆、鸡蛋等高蛋白质食品食用，营养会更均衡。紫苏籽油属于油脂类食物，尽量不要选择在晚上食用，在早餐和午餐时摄入，可以减轻身体负担。每日食用 1 勺（约 15ml）的量即可。

注意！

紫苏籽油易氧化，不耐高温，应放于橱柜、冰箱等地方避光保存。另外，紫苏籽油加热会加速氧化，因此推荐直接食用。由于它开封后易氧化，要尽量在 3 个月内食用完毕。紫苏籽油属于脂肪类食物，烹饪时要注意热量控制。虽然紫苏籽油对身体有诸多益处，但是过量食用也会导致肥胖哦。

最强晚餐：生鸡蛋拌饭 + 糙米纳豆

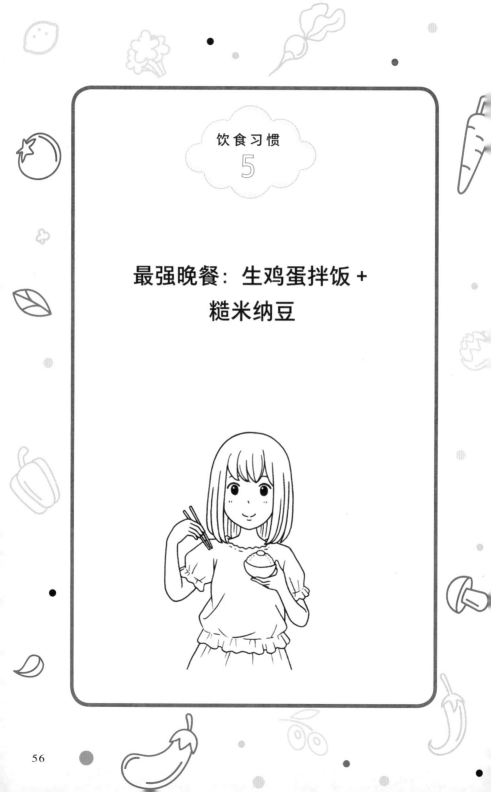

性价比最高的生鸡蛋拌饭

生鸡蛋拌饭是帮助人体同时高效吸收蛋白质和碳水化合物的理想营养餐。鸡蛋中包含除膳食纤维和维生素C以外的诸多营养素，并且能提供人体无法自行合成的氨基酸。如果用糙米，再淋一点紫苏籽油，便能摇身变成一碗最强生鸡蛋拌饭！

生鸡蛋拌饭中放入纳豆也是很好的选择。纳豆是优质蛋白质的来源，含有维生素、铁、膳食纤维、钙、钾等营养素。纳豆和鸡蛋搭配食用可以提高身体对钙的吸收率。

充分发挥纳豆潜力的饮食法

纳豆中的粗提物中含有多种抗氧化成分，如卵磷脂、亚油酸、维生素等，可通过调节皮肤细胞水分和油脂平衡，改善皮肤弹性，给皮肤细胞必需营养，起到滋润皮肤、美容养颜的功效。但蛋清中的亲和素会影响吸收效果。因此，纳豆和生鸡蛋拌饭一起食用时，可以先用火加热一下蛋清，弱化亲和素的效果。或者也可以选择半熟鸡蛋拌饭或生鸡蛋黄拌饭。

纳豆中含有的纳豆激酶是一种能使血液畅通的酶。高温受热会使酶丧失活性，因此，糙米饭煮熟以后要放置一段时间后再加纳豆。

给易疲劳人群的温馨提示♪
· ·
均衡摄取三大营养素，简直无懈可击！
· ·

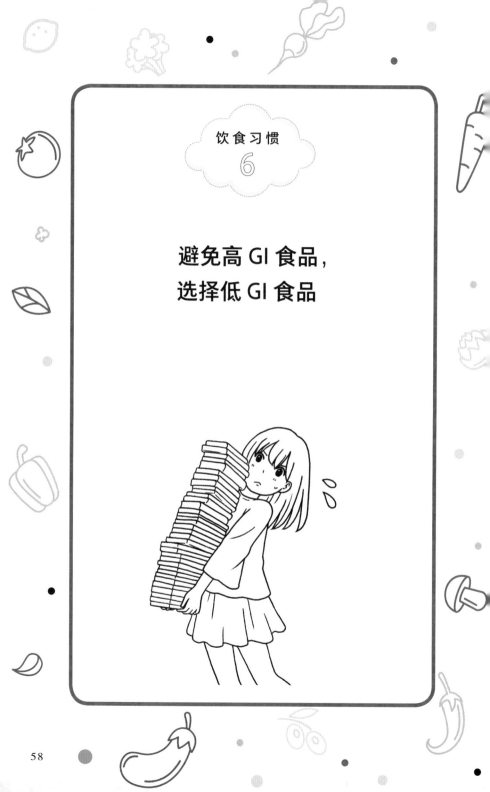

饮食习惯
6

避免高 GI 食品，
选择低 GI 食品

高 GI 食品会增加疲惫感

近年来，低 GI 食品备受关注。"GI（Glycemic Index，即升糖指数）"反映的是人在进食后血糖的升高值，不同食物的升糖指数大不相同。常见的高 GI 食品有吐司面包、大米、马铃薯等淀粉类食物。当摄入高 GI 食品时，人体就像服用过药物一样，血糖值迅速升高，让人瞬间活力充沛。因此，人在疲劳的时候，会不自觉地想要摄入高 GI 食品，但血糖值在短期内的升降变化会给身体造成负担，反而使人感到疲劳乏力。

多食用糙米、全麦面粉等茶色主食

话虽如此，我们不可能记得住每一样食材的 GI 值。因此，我们可以以食材的颜色作为参考。糙米、全麦面粉、荞麦面等茶色谷物类食物中有谷壳残留，消化时间长，GI 值偏低。而白米饭、乌冬面、吐司面包等白色谷物类食物则较易消化，GI 值偏高。

比较推荐的办公室低 GI 零食有酸奶、香蕉、苹果等。便利店卖的低 GI 大豆营养棒也很不错。建议食用时间为人体吸收效率较低的午后 2~4 点。

给易疲劳人群的温馨提示♪

· ·

营养饮料属于高GI食品，也属于"体力预支品"！

· ·

睡眠习惯

饮食习惯

生活习惯

工作习惯

解压习惯

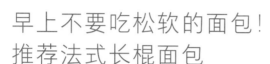

早上不要吃松软的面包！
推荐法式长棍面包

如果长期保持血糖值剧烈波动的饮食方式，不仅会徒增每日的疲惫感，甚至还可能引发情绪不稳定、抑郁、肥胖等问题。

很多人早餐喜欢吃面包。但需要注意的是吐司面包这样松软的白色面包，会让血糖值出现大幅度的波动。所以如果要吃白色面包，尽量选择法式长棍面包、贝果面包等质地偏硬的面包。因为随着咀嚼次数的增加，人体会分泌大量的唾液，抑制血糖值的升高。当然，低GI的全麦面包就更好了。

请大家注意，柔软的点心面包、吐司面包等都是会引起血糖值迅速上升的高GI食品。

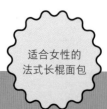

适合女性的
法式长棍面包

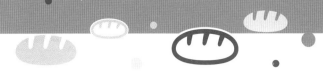

面包这样吃，才能不疲劳

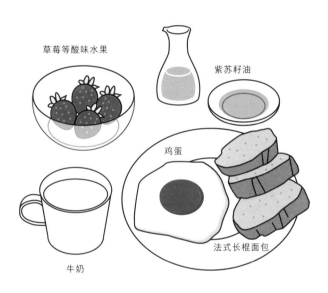

草莓等酸味水果

紫苏籽油

鸡蛋

法式长棍面包

牛奶

试试法式长棍面包蘸紫苏籽油（富含 ω-3 脂肪酸）的吃法吧！再配上鸡蛋（含人体必需的氨基酸，帮助我们缓解疲劳），牛奶（生成血清素），草莓、橙子、葡萄、柑橘等酸味水果（补充柠檬酸），一份完美的早餐就新鲜出炉啦！

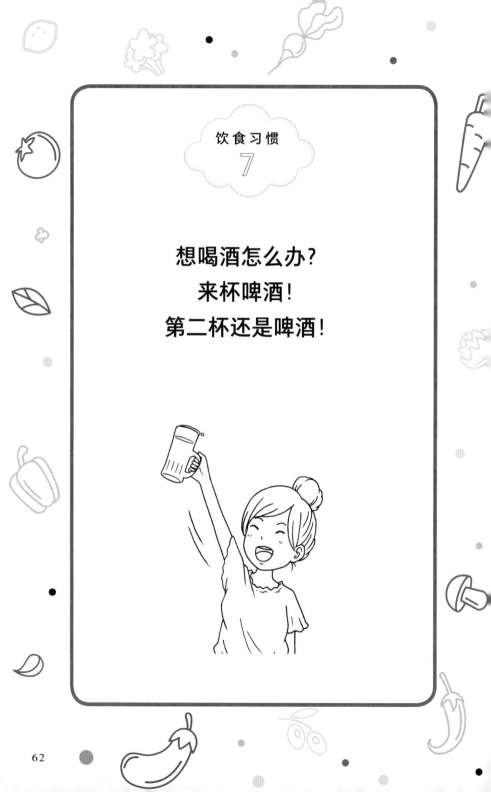

饮食习惯

7

想喝酒怎么办?
来杯啤酒!
第二杯还是啤酒!

仅限于女性！啤酒花有类似雌激素的作用

无论是从美容还是从健康的角度看，酒似乎都被贴上了不好的标签。不过，如果选对种类和喝法，酒也有可能给女性的身体带来好处。

啤酒就是一个不错的选择。啤酒的原料**啤酒花不仅能够帮助我们缓解疲劳、增进食欲，还具有调节激素平衡的作用。**啤酒能缓解围绝经期综合征、PMS（经前期综合征）、痛经，预防脱发、白发等，可以有效改善女性相关问题。不过，一天适宜的饮酒量约为 350ml，注意不要过量。

红葡萄酒对健康无益？！

大家可能会想，对身体好的难道不是红葡萄酒吗？确实，红葡萄酒中含有一种具有抗氧化作用的多酚物质——白藜芦醇，能预防动脉硬化和癌症。

不过，根据美国最新的一项研究表明，人体很难吸收白藜芦醇，即使喝进肚子里，效果也微乎其微。不仅如此，红葡萄酒中的多酚物质花色苷、单宁具有收敛肠胃的止泻效果，可能会加重便秘。

给易疲劳人群的温馨提示♪

大家有没有听说过无酒精啤酒？原料也是啤酒花哦。

63

下午 2~4 点摄入的
热量最容易被消耗

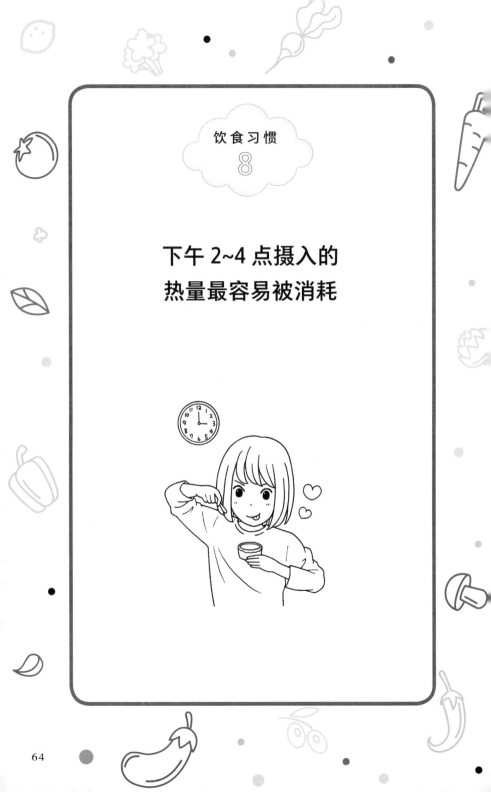

谨防深夜 BMAL1 囤积脂肪

在之前的内容中介绍过，人体含有一种叫 BMAL1 的时钟基因物质，能够调节我们的日间活动和睡眠时机，与人体脂肪细胞的分化关系密切。BMAL1 的数量在一天当中不断变化，并在凌晨 2 点达到峰值。所以这个时候，人体最容易吸收脂肪。

相反，下午 2 点是 BMAL1 数量最少的时候。因此，如果想吃热量高的甜食，推荐大家选在下午 2~4 点这个时间段吃。

早餐要吃好，晚餐要清淡

理想的饮食方式是早餐吃好，晚餐吃少。白天的活动需要消耗热量，因此早餐要充分摄入蛋白质和碳水化合物。午餐时间人体吸收效率低，相对而言，多摄入脂肪类的食物也不用太担心。晚餐最晚要在晚上 9 点前吃完，尽量选择脂肪含量少的食物。

BMAL1 除了能够促进脂肪细胞的分化外，还有很多其他功能。它和我们的睡眠、日间活动等密切相关，所以需要好好了解它的特征（详见 P14）。

给易疲劳人群的温馨提示♪

时钟基因物质BMAL1是健康和减肥的好帮手。

饮食习惯
9

一招防止深夜暴饮暴食，
超前晚餐——下午 3 点的点心

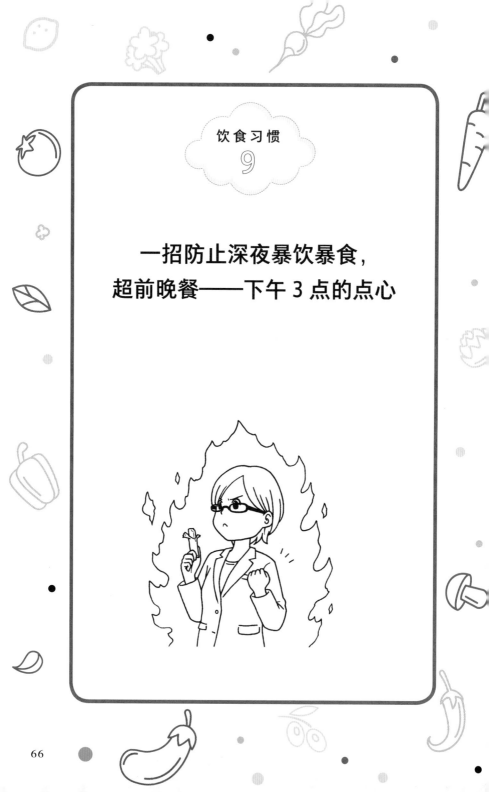

防止暴饮暴食的分餐技巧

之前提到过，下午 2~4 点是 BMAL1 分泌量比较少的时间段，最适合在这个时候加餐。如果因为工作忙碌，晚餐要很晚才能吃的时候，可以选择在这一时间段提前吃一点东西，补充热量。既能少吸收热量，又能避免因过度空腹导致晚餐暴饮暴食。

这种方式就是分餐。通过提前吃一部分晚餐，缓解空腹状态。由于分餐可以防止血糖值的剧烈变化，所以也是治疗糖尿病等生活习惯病的有效方法。

推荐在下午 3 点吃低 GI 食品

分餐除了能防止暴饮暴食，还能抑制血糖值的剧烈变化，从而避免疲劳、乏力、情绪不稳定等。分餐很重要的一点是如何选择食物。

正确的方法是选择抑制血糖值快速上升的低 GI 食品（详见 P59）。办公桌上可以常备一些适合工作间歇分餐时吃的低 GI 食品。尤其推荐豆制品类的低 GI 食品。便利店有不少这样的小零食，大家可以去搜罗一下。

给易疲劳人群的温馨提示♪

过度空腹是暴饮暴食和肥胖的罪魁祸首！

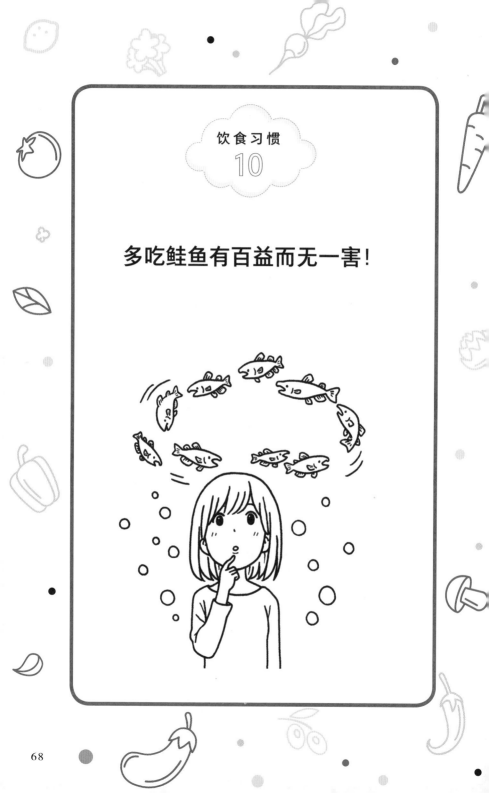

饮食习惯
10

多吃鲑鱼有百益而无一害！

虾青素的惊人效果

热量低、营养价值高的鲑鱼是公认的超级食物。鲑鱼中含有的 DHA、EPA 能够帮助提高记忆力，降低胆固醇、血压和血糖。而且还含有丰富的维生素，具有良好的减肥功效。其中，维生素 B_1 能够促进糖类代谢，维生素 A 能够调理肠胃，维生素 D 能够预防骨质疏松症。

值得一提的是，鲑鱼红色部分含有的虾青素具有缓解疲劳，以及各种对美容、健康有益的功效。

更有淡斑、去皱功效！

鲑鱼中所含有的虾青素，其强大的抗氧化作用是 β 胡萝卜素的 40 倍、维生素 E 的 1000 倍。它能够去除活性氧，淡化斑纹，抑制因长时间紫外线照射引起的肌肤老化。

此外，虾青素还能帮助缓解肌肉疲劳和眼疲劳。同时，强大的虾青素还具有预防动脉硬化、抑制血压升高、降血糖、预防癌症、预防糖尿病等各种功效。鲑鱼可以说是超级食物的典型代表。大家在日常生活中记得要多吃哦。

给易疲劳人群的温馨提示♪

· ·

虾青素的抗氧化作用是维生素E的1000倍！

· ·

睡眠习惯

饮食习惯

生活习惯

工作习惯

解压习惯

既能缓解疲劳，又能美容！
一周吃3次鱼

　　鱼类中含有大量无法从肉类和蔬菜中摄取的营养素和脂肪酸。沙丁鱼、青花鱼等青背鱼中富含人类无法自行合成却不可或缺的脂肪酸——ω-3 系列脂肪酸，DHA 和 EPA。

　　DHA 具有提高记忆力、提升大脑功能的效果。EPA 具有疏通血管、保持血管健康的功能，还具有降胆固醇、降血压、降血糖的效果。

　　此外，金枪鱼、鲣鱼、鲑鱼等鱼类中含有大量维持人体耐力的甲肌肽，具有抗疲劳和抗氧化作用。

比起猪肉、牛羊肉等，多吃鱼肉吧！

吃寿司小贴士

DHA

第1名 **金枪鱼**
（2877mg）

第2名 **鲕鱼**
（1785mg）

第3名 **青花鱼**
（1781mg）

第4名 **秋刀鱼**
（1398mg）

第5名 **鳗鱼**
（1332mg）

EPA

第1名 **沙丁鱼**
（1381mg）

第2名 **金枪鱼**
（1288mg）

第3名 **青花鱼**
（1214mg）

第4名 **鲕鱼**
（898mg）

第5名 **秋刀鱼**
（844mg）

每100g鱼肉中的含量

防脱发秘诀：沙丁鱼罐头 + 梅干

推荐大家选用保质期长且食用方便的青花鱼罐头、
沙丁鱼罐头、金枪鱼罐头。而且，沙丁鱼罐头和梅
干搭配具有防脱发的功效。沙丁鱼罐头中含有能够
促进头皮血液循环的 EPA，以及头发生长所需的锌。
梅干则能够促进锌的吸收。

想吃烤肉犒劳辛苦的自己，
就选烤羊排吧

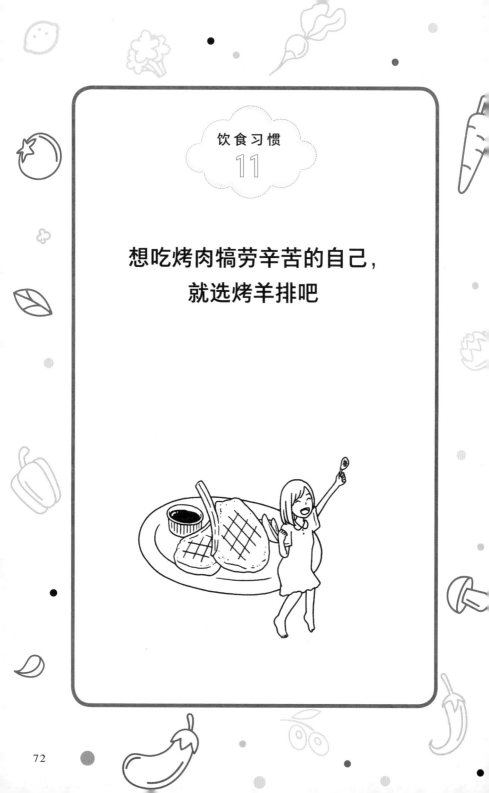

吃羔羊肉益处多多

在肉类中，羔羊肉的营养价值相当高，它富含维生素、矿物质、铁元素等。而且**能够帮助人体摄取丰富的、具有抗疲劳和缓解压力效果的维生素 B_1，很适合希望拥有旺盛精力的朋友食用。**

此外，羔羊肉的"脂肪熔点"高于人体体温，因而很难在体内被分解吸收，这也是羔羊肉的特点之一。因此，羔羊肉可以说是非常健康的肉类。不仅如此，羔羊肉蛋白质含量高，能够帮助人体充分吸收必需的氨基酸。

左旋肉碱——帮助燃脂！

羔羊肉的肥肉由不饱和脂肪酸构成。不饱和脂肪酸不仅具有降低胆固醇的效果，还能抑制脂肪细胞的增加，促进糖类和脂质的代谢。**羔羊肉还富含大量能够促进脂肪燃烧的左旋肉碱，双管齐下帮助脂肪燃烧。**

羔羊肉当之无愧是最适合减肥时期吃的肉类！定期食用羔羊肉，能让我们的身体变得不易发胖。同时，羔羊肉还能够促进能量释放，非常适合用来给身体"充电"。

给易疲劳人群的温馨提示♪
· ·
多吃营养又燃脂的羔羊肉！
· ·

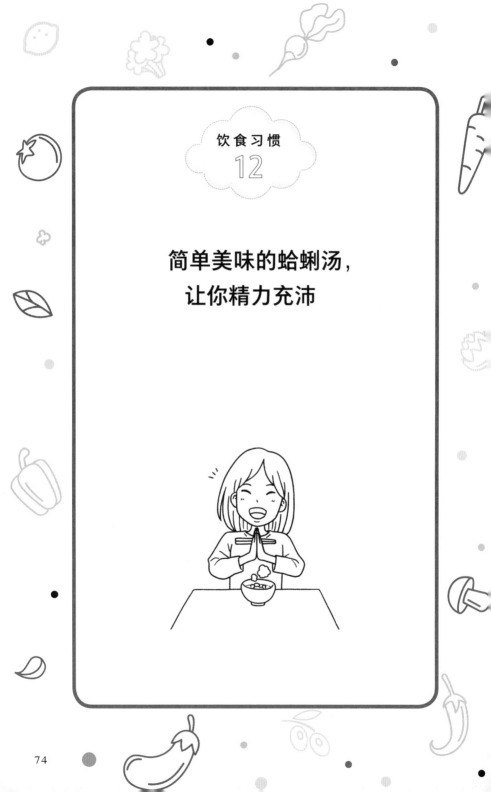

鸟氨酸提升耐力

　　酒后喝一碗蛤蜊汤，可以有效预防宿醉。蛤蜊中富含一种名为鸟氨酸的氨基酸，有助于肝功能发挥作用，以及帮助缓解疲劳。贝类中普遍富含鸟氨酸。除了饮酒过量的时候，平时也可以通过摄取鸟氨酸来保护肝脏功能，使自己拥有不易疲劳的体质。

　　此外，鸟氨酸还能预防水肿和排毒不畅的问题。蛤蜊中还含有牛磺酸、B 族维生素、铁、钙、锌等营养素。

利用好身边的保健饮料

　　早餐或晚餐时搭配一碗蛤蜊汤，能提升我们一天的身体耐力。蛤蜊肉的营养也很好，一起吃效果更好。工作忙碌的人群、易疲劳的人群，也可以利用便利店里的蛤蜊汤、鸟氨酸辅助饮料等。

　　蛤蜊的纯天然成分既不会给身体造成负担，又能提升我们的精力。如此健康的食物，平时一定要经常吃，吃出活力满满的健康身体！

給易疲劳人群的温馨提示♪

抗疲劳饮料的成分：鸟氨酸、EPA、DHA、铁。

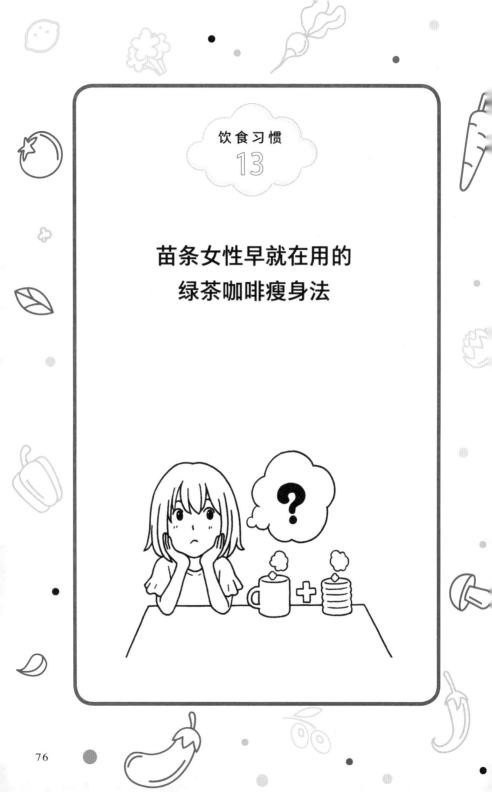

推荐一款自制的减肥饮料

我推崇的减肥方法中有一个叫"绿茶咖啡减肥法"。咖啡中的绿原酸和绿茶中的儿茶素都具有瘦身效果。两者一起饮用燃脂效果更佳。

另外，咖啡和绿茶同时饮用时，绿茶中的茶氨酸可以缓解咖啡因引起的兴奋、紧张效果，使副交感神经处于优势地位。并且，儿茶素中有一种名为"表没食子儿茶素没食子酸酯"的成分，能够抑制小肠对糖类的吸收，从而有效防止血糖值飙升。

1：1调配口感清爽

喝咖啡的量控制在一次 1 杯，一天 3 杯以内。绿茶和咖啡的比例为 1：1。

如果加牛奶，咖啡中的瘦身物质绿原酸的吸收率会降低，因此要尽量喝原味咖啡。

不需要通过严格的饮食控制和剧烈的运动，只需每天喝上 3 杯绿茶咖啡，包括我本人在内，很多我的患者都减肥成功了。绿茶咖啡调配起来非常简单，大家一定要试一试哦。

给易疲劳人群的温馨提示♪
· ·
我自己通过这种方式瘦了25kg哦！
· ·

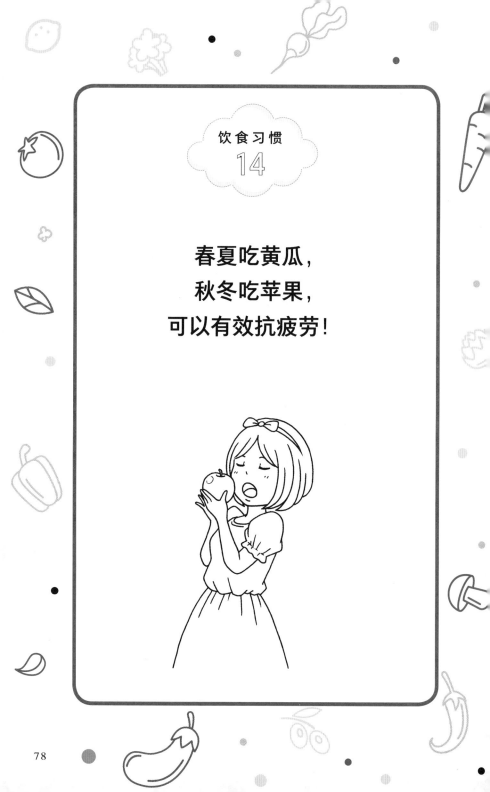

药食同源！食物和身体息息相关

大家听过"药食同源"这个词吗？"药食同源"是说中药与食物之间没有绝对的分界线，也可以表明医药与饮食属同一个起源。随着经验的积累，药才开始分化。在使用火后，人们开始食用熟食，烹调加工技术才逐渐发展。在食与药分化的同时，食疗与药疗也逐渐区分。

通俗一点来讲，就是规律、健康的饮食对于滋养身体、保持健康不可或缺。毋庸置疑，饮食对人类来说至关重要。

春夏秋冬四季分别该吃什么呢？

自然界的食物分为阳性食物和阴性食物。阳性食物生长于严寒季节的土地，能让身体变暖；阴性食物生长于炎热季节、温暖的地方，能让身体变冷。

饮食很重要的一点就是要讲究应季。应季的食材不仅可口，也更有助于健康。炎热季节采摘的食材清凉解暑，寒冷季节采摘的食材温和暖胃。

因此，吃应季食材非常重要。尤其是秋冬的时候，适合吃牛蒡、芋头等根茎类蔬菜，冬枣、橘子、山楂等冬季水果，以及发酵食品等阳性食物。春夏的时候，适合吃黄瓜、西红柿等蔬菜，香蕉、芒果等热带水果，以及海藻类等阴性食物。

给易疲劳人群的温馨提示♪

吃新鲜的应季水果，让身体更有活力。

爬楼梯如果气喘吁吁，可以吃 3 颗海枣

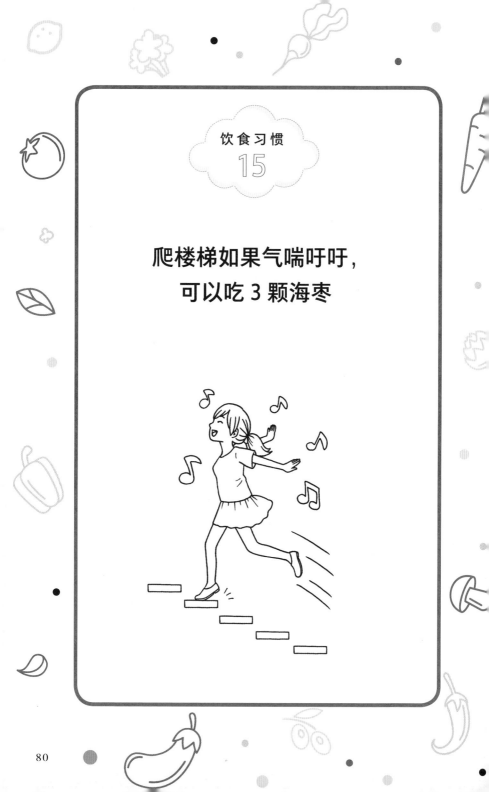

全世界美女都爱吃的食物。
通过补铁来帮助缓解疲劳！

提重物感觉很累、爬楼梯气喘吁吁……如果你有这样的困扰，很可能是因为缺铁。女性群体普遍存在缺铁倾向，所以平时要多注意补铁。推荐大家多吃海枣，尤其是海枣干。每100g海枣干中含有0.8g铁。除此之外还含有矿物质、维生素、锌等丰富的营养物质。据说，海枣还是古埃及艳后克娄巴特拉最爱的食物。想要缓解缺铁的症状，就要坚持长期补铁。家中、办公室都可以常备一些。

强大的海枣中还含有叶酸

海枣中除含有铁以外，还含有大量能够促进肌肤再生和血液循环的叶酸，其含量高达蓝莓的4倍之多。叶酸不足也会引起贫血，因此，海枣的强大之处就在于它能同时补充铁和叶酸。对于备孕期和怀孕期的女性朋友来说，叶酸是必不可少的，所以可以多准备一些海枣。

工作中将海枣作为能量补给，还能有效缓解疲劳。肚子饿的时候，大脑累得转不动的时候，吃几颗海枣，能帮助你恢复体力。不过，海枣中毕竟包含热量和糖分，还是要注意别吃太多。

给易疲劳人群的温馨提示♪
・・・
疲劳的原因可能是因为贫血！
・・・

女性的天敌——贫血！
你缺铁吗？

据调查，日本尚未绝经的女性中，平均每 5 个人中就有 1 个人处于慢性贫血状态。月经引起的大量出血、体重减轻、偏食等，会造成血液中红细胞的数量不足，从而引发贫血。红细胞会通过血液循环给全身各个细胞输送氧气，因此红细胞一旦不足就容易出现稍微爬两步楼梯便心悸、气喘吁吁，或者出现全身疲乏、食欲不振等症状。铁和维生素的缺乏还会导致身体代谢能力低下。

越是怎么都瘦不下来的朋友就越要多补铁。另外，即使血红素值正常，也有可能因为铁的流失而患有隐性贫血。可能很多朋友并没有注意到这方面的情况，这里可以通过下列项目做个自查。

缺铁的女性在增加！

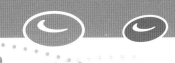

你缺铁吗？ CHECK LIST

☐ 下眼睑内侧泛白

☐ 气色不佳

☐ 指甲泛白

☐ 爬几步楼梯就心跳加速、呼吸不畅

☐ 皮肤、头发干燥粗糙

☐ 容易急躁

☐ 总是有点郁郁寡欢

☐ 总感觉身体乏力

☐ 食欲不振

☐ 慢性头痛、肩膀酸痛

☐ 总喜欢靠着站立

☐ 容易患口腔溃疡

☐ 站起来的时候头晕

☐ 早上起不来

☐ 经常不吃早餐

上述情况中符合 3 项以上的朋友要引起注意了！
如果你有缺铁症状，就要多吃动物肝脏、小鱼干、西梅干等食物。

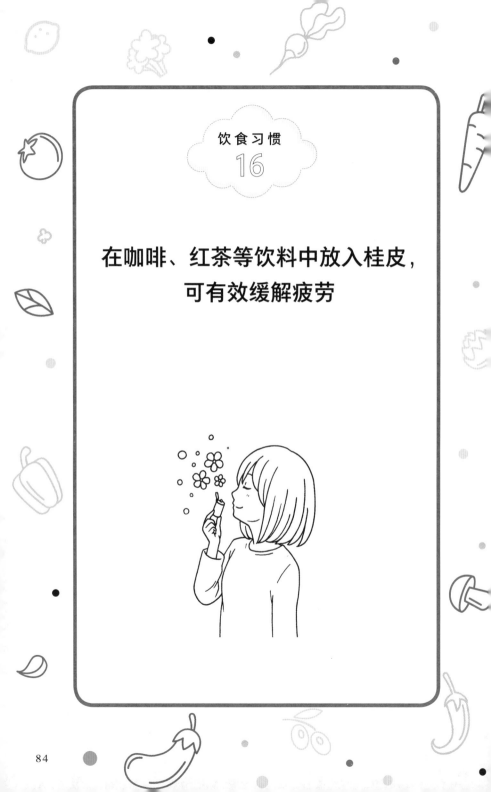

饮食习惯
16

在咖啡、红茶等饮料中放入桂皮, 可有效缓解疲劳

桂皮有什么美容功效?

香气甘甜迷人的桂皮,早在古埃及便被当作重要的香料。在我国,也有将桂皮作为药材,添加到各种中药里的传统。除了用作香料,桂皮还具有帮助恢复免疫力、调理肠胃的作用,丰富的维生素 B_1、维生素 B_2 具有很强的美容功效。

此外,桂皮还有促进血液循环的作用,对于改善女性体寒具有明显效果。提高新陈代谢率,让女人从头到脚变得健康动人。

花椒、藏红花等药用香料

除桂皮外,还有一些传统香料食材也可作为药用食材使用,同样具有多重效果。

比如,很常见的香料花椒,具有和辣椒、胡椒相似的辣味成分,能够激活肠胃功能,驱除腹中寒痛。另外,作为中药的藏红花具有温暖身体的效果,还能缓解痛经、缓解压力、活血化瘀。需要注意的是食用藏红花有造成流产、早产的风险,孕妇要忌用。

给易疲劳人群的温馨提示♪
. . . .
利用香料的天然药用效果。
. . . .

魔法消肿茶——薏仁茶

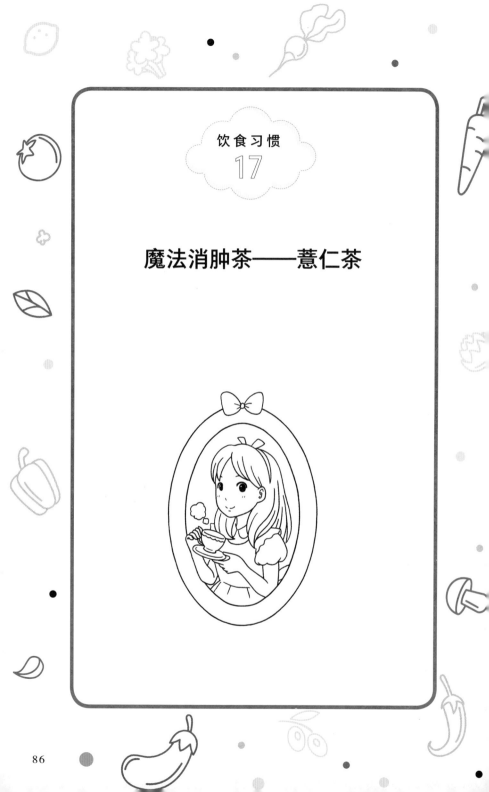

美容、营养价值高的薏仁茶

亚洲人很爱喝薏仁茶。薏仁是禾本科谷物，既有药用功效，又能制成美容、营养价值高的薏仁茶。

薏仁具有将多余的水分和废弃物排出体外的功效。定期摄入薏仁，能够加快新陈代谢，消除水肿，促进表皮更新。

此外，还能调节肌理和角质层，改善毛孔状态，增强肌肤通透度，能有效改善长疣、皮肤粗糙等问题。

薏仁可以预防血管堵塞

中医学中将人体分为身体结实、血液循环好、代谢能力强的"实证体质"和身体虚弱、体寒、代谢能力差的"虚证体质"。

薏仁能防止血流不畅，促进新陈代谢。常被作为一味中药用于改善代谢能力差、易发胖的虚证体质。有需要的朋友可以试着养成经常喝薏仁茶的习惯。坚持长期喝薏仁茶，能够改善体质。

给易疲劳人群的温馨提示♪
· ·
易疲劳的朋友快试试薏仁茶吧！
· ·

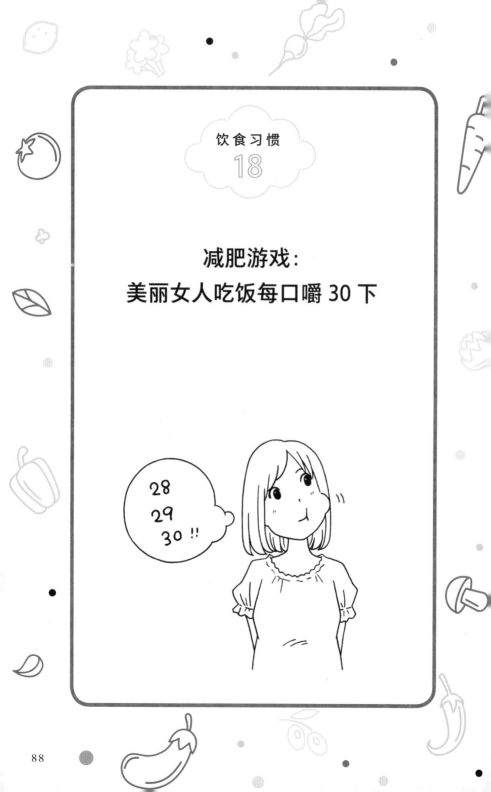

多咀嚼就能减肥并活跃大脑

父母总教育孩子吃东西的时候要细嚼慢咽。事实上，大人更应该如此。最新的一项研究表明，咀嚼动作会刺激人的大脑，激活大脑的各项功能。

咀嚼能促进脑内物质血清素的分泌，帮助内脏脂肪的燃烧，让心态保持平和。

此外，由于咀嚼还能促进神经递质组织胺的分泌，刺激饱腹中枢，所以它还具有抑制食欲的效果。

充分享受咀嚼乐趣的秘诀

"充分咀嚼"的参考次数为每口食物嚼 30 下左右。不过我相信肯定会有人觉得麻烦，或者很难养成习惯吧。

我的建议是把它当成一项不多不少"嚼 30 下"的游戏。不是 29 下，也不是 31 下，规定自己每次就嚼 30下，像在玩游戏一样，一边嚼一边数，这样实践起来就容易多了。其他可行的办法还有在心里哼唱歌曲，以此来计算咀嚼的次数。比如一首歌默唱完，就能嚼完 30下。总之要试着让自己享受咀嚼的乐趣，并养成充分咀嚼的好习惯。

给易疲劳人群的温馨提示♪
. . . .
越嚼越美！
. . . .

减肥的得力帮手——
用生姜燃烧脂肪

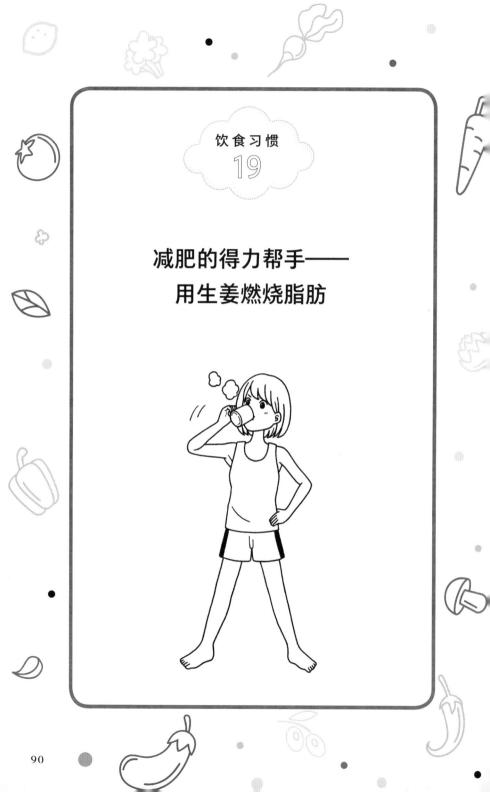

健康使者——生姜

生姜作为一种"生药"，分为未经处理的鲜姜和蒸干后的干姜。尤其是干姜，能使人的身体自内而外地暖和起来，有助于调理肠胃，缓解拉肚子、便秘、腹痛等症状。同时还具有清热止咳的功效。非常适合用来缓解感冒症状。

另一方面，生姜还具有增进食欲的作用，因此当夏天食欲不振时也可以食用生姜。鲜姜是非常好的作料，通过干燥处理或加热处理，能最大限度地发挥姜烯酚的作用。

吃生姜让你轻轻松松瘦下来

生姜曾经因为具有很好的温暖身体的效果而一度流行。中医历来重视生姜的使用，前文 P53 中介绍的人参养荣汤也是用生姜调制的。生姜还是有名的瘦身中药材，生姜加热后产生的姜烯酚成分能够提高体温，加速血液循环，促进脂肪燃烧。

关键在于要对生姜进行加热处理，推荐大家在做饭的时候加入生姜一并食用。在红茶、蜂蜜茶等饮品中加入经微波炉加热后捣碎的生姜末也是不错的选择。

给易疲劳人群的温馨提示♪
. . . .
生姜是解决女性各种身体烦恼的救世主。
. . . .

睡眠习惯

饮食习惯

生活习惯

工作习惯

解压习惯

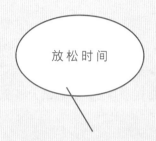

来杯生姜红茶吗?

小小的幸福，大大的满足。

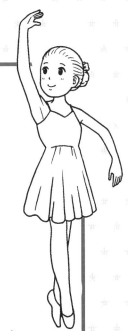

PART

3

不 疲 劳 的
生 活 习 惯

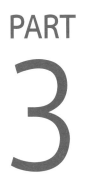

　　明明觉得自己休息得不错，可不知为何总是无精
打采、疲乏无力……改变一些生活小习惯，我们的身
心状态将发生巨大改变。

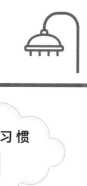

快速消除疲劳的小窍门——
扬起你的嘴角！

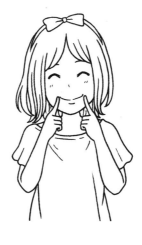

作用相当于吃下 2000 颗巧克力的快乐物质！

法国哲学家阿兰曾在他的作品《幸福论》中这样写道："人不是因为幸福才笑，而是因为笑才幸福。"事实上，这句话是有科学依据的。即便你内心不觉得快乐，只要你扬起嘴角，做出笑脸，大脑就会误以为你很快乐，并因此而分泌出具有疗愈身心效果的激素——血清素，以及给人带来快乐的神经递质内啡肽。

这种效果能和 2000 颗巧克力带来的幸福感相媲美。

笑容可以提高免疫力

最新的研究表明，血清素的分泌不仅能让人产生幸福感，还能调节肠道内细菌的平衡，起到提高免疫力的作用。

曾经，"脑肠轴"一词备受关注。顾名思义，该词指的是大脑和肠道之间互相影响。当大脑感受到巨大压力时，肠道内细菌的平衡就会被打破，使得人体免疫力下降，结果导致身体容易患各类疾病。因此，笑口常开对于保持身心健康来说十分重要。

给易疲劳人群的温馨提示♪
. . . .
假笑也管用哦！可以骗过我们的大脑！
. . . .

抬头挺胸让心中的 烦恼一扫而空

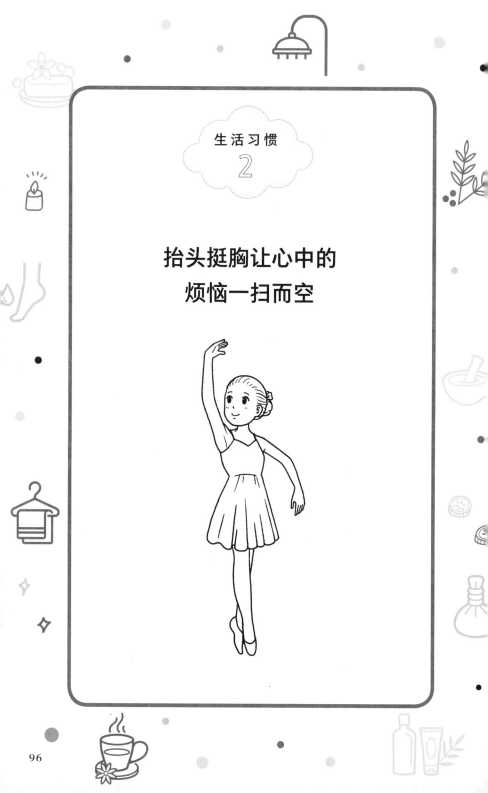

良好的体态具有解压效果

美国的一项研究表明，人如果保持一个良好的体态，相比弯腰驼背等不良体态，对压力和痛苦的承受能力会增强。

良好的体态是指抬头挺胸的状态。为了维持这一姿势，背部、腰部、臀部等位置的抗重力肌需要一直发力，由此便会产生让人觉得幸福的激素——血清素。通过矫正不良姿势，让抗重力肌受到刺激，大脑会分泌大量血清素，使得人体不易感知到压力。

腹式呼吸放松法

如果在抬头挺胸的同时，再加上腹式呼吸法，血清素的分泌量便会进一步增加。我们在进行腹式呼吸的时候，呼吸会变得缓慢而深长，密集分布着大量自主神经的横膈膜就会受到刺激，从而使副交感神经占主导地位，达到放松的效果。

如果你不太清楚腹式呼吸法，不妨试着感受一下，呼吸的时候有意识地将肚子隆起、收缩。当感觉压力大的时候，或者在觉得紧张的情况下，试着把背和胸挺得直直的，然后慢慢地、深长地进行腹式呼吸。

给易疲劳人群的温馨提示♪

抗重力肌就是对抗重力作用的肌肉。

给自己写一份"自查病历"，
疲劳感就消除了一大半！

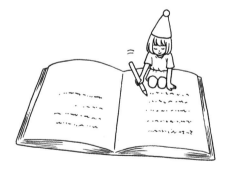

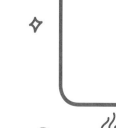

做一本专属于自己的"自查病历"

　　"自查病历"能够帮助我们缓解日常生活中的压力和身体不适。例如，"气压低的日子会犯头疼""意大利面吃多了，第二天会浑身无力""咖啡喝多了会心情不好""喝完红酒后头晕目眩"等，及时将日常生活中感到不舒适的情况一条一条地记录下来。记着记着你会意外地发现原来这样的事情还真不少。养成习惯以后，你可能会有新发现。"自查病历"是我们了解自己身体的第一步。

通过信息收集可以找到身体不适的原因

　　类似于上述日常生活中让身体感到不适的小细节，平时即便是注意到了，也很容易忽略或忘记。

　　如果在注意到的时候及时做好记录，就能清楚地了解到哪些是自己的身体适应不了的环境、生活习惯、食物、饮料等。这样一来，我们就能更加了解自己的身体。例如"明天气压好像要下降，今晚少喝点水（脑压高是造成头痛的原因之一）"，我们可以针对一些情况提前做好预防准备，从而避免疲劳和压力的产生。

给易疲劳人群的温馨提示♪

了解自己的身体，是开启舒适生活的捷径。

"通勤装固定化"
让早起选衣服不再纠结

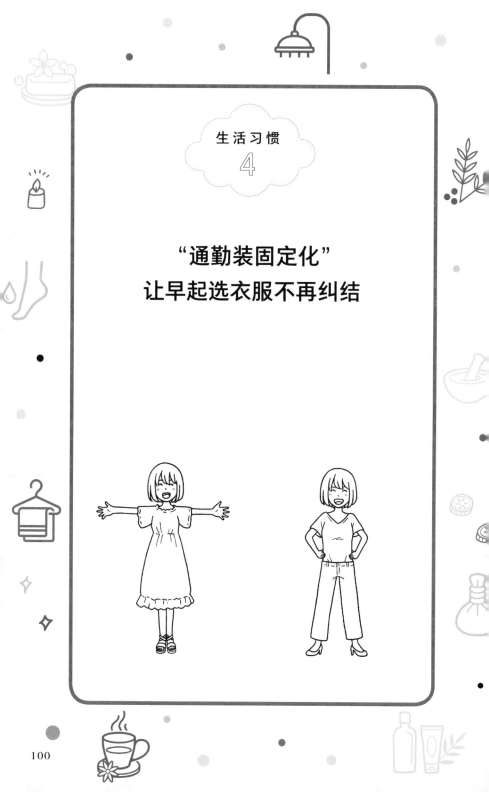

确定固定穿搭

　　苹果公司创始人史蒂夫·乔布斯曾经因为每天都穿同样的 T 恤和牛仔裤而引发热议。这一做法基于他认为早起考虑穿什么衣服是一件浪费时间的事情。

　　事实上，早起出门的准备时间很紧张，在这个时候如果还不得不考虑穿搭问题，就会造成很大的心理负担。因此，我们可以准备几套固定穿搭，轮换着穿，通过将通勤装固定化来减轻压力。

做事情要"提前"

　　另外，我们也可以在前一天晚上提前确认好第二天的天气、气温等，根据情况选择好要穿的衣服，这样早起准备出门的时候就会轻松许多。从某种程度上来说，这些事情其实是理所应当的。我们做的这些小小的功课，无形中就能帮助我们减轻每天的压力。

　　其实还有一些不起眼的小事，会给我们带来无形的压力，我们也可以加以改变和调整。例如提高整理东西、做家务的效率等，主动去调节压力源，是不疲劳生活方式的秘诀所在。

给易疲劳人群的温馨提示♪
. . . .
稍微做一点小功课，就能过上不易疲劳的生活。
. . . .

生活习惯

5

确认天气预报——
预防头痛和抑郁的减压法

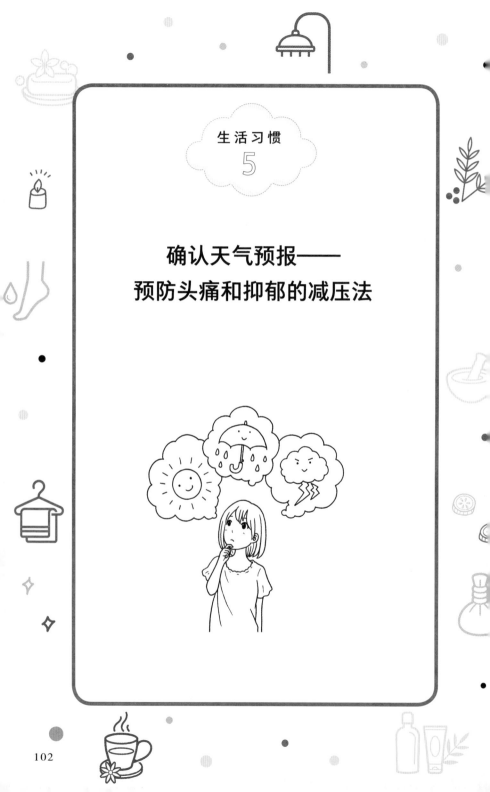

闷闷不乐可能是"天气痛"在作祟

　　头痛、身体不适、闷闷不乐、有点小抑郁……你知道吗？这些情况可能是气压变化所导致的。这些症状叫作"天气痛"。在日本，大约每 10 个人中就有 1 个人有这种苦恼。由于之前人们并未意识到这一问题的存在，便当成"莫名其妙的身体不适"而不了了之了。

　　其实有专门针对天气痛的处理办法和中药。这些能让我们每天的生活变得格外舒适。

哪些习惯能帮助我们预防头痛和头晕？

　　那么我们应该如何预防呢？通过写"自查病例"将身体感到不适的日期和具体症状记录下来。智能手机有专门记录事件的软件，大家可以利用起来。

　　通过记录的方式，我们就能发现身体不适和天气之间存在的规律性关系。"雨天头痛得厉害""阴天觉得有些小抑郁"等。提前看一下第二天的天气预报，觉得自己可能会出现相应症状时就事先准备起来，喝点中药、暖暖身子、泡个澡出出汗等。

給易疲劳人群的温馨提示♪
- -
了解天气痛的病理之后你就不会再犯愁了。
- -

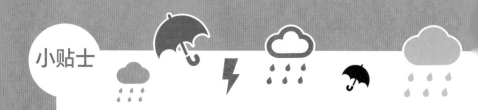

通过调节水分和盐分
来预防"天气痛"

据说，日本全国约有 1000 万人受累于气压变化带来的头痛、水肿、头晕、身体不适、抑郁等症状。

其原因是激烈的气压变化导致体内的水平衡调节出现了问题，体液循环不畅，内耳就会出现反应，自主神经也会承受压力，进而引起疼痛和不适。如果你有类似反应，建议大家可以在低气压来临的前一天，暖暖身子，适当控制水分和盐分的摄入量。比如可以通过运动和长时间泡澡的方式来排汗，将多余的水分排出体外，或者多吃促进体内水分循环的食材（薏仁茶、醋拌黄瓜、豆类、根茎类蔬菜炖汤等）。

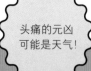

头痛的元凶
可能是天气！

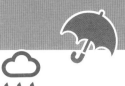

"天气痛"对策

推荐中药

五苓散

有良好的利尿作用，并能及时将体内滞留的多余水分排出去。此外，还具有暖胃的作用，能够有效预防和改善天气痛。

六君子汤

能够改善水分代谢，有效缓解水肿和疲乏。能帮助身体恢复元气，消瘦怕冷和肠胃虚弱的朋友很适合喝这味中药汤剂。

推荐按摩

耳朵按摩

将双耳耳垂依次向上、下、水平三个方向分别提拉5秒钟。提拉的时候如果再转5下，效果会更好。在纸杯中放入热的小方巾，置于耳垂下方，没过耳垂进行蒸汽按摩，效果也很好。

生活习惯

6

锻炼身心的"家务训练"：
比起去健身房，
打扫卫生可能效果更好

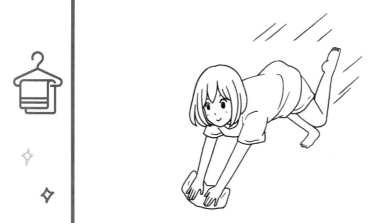

NEAT（非运动性热量消耗）的减肥效果

NEAT 是指运动之外的生活活动产生的热量消耗，因能够预防代谢综合征和糖尿病而备受关注。具体而言，有维持生命所必需的基础代谢、工作、家务、日常生活等。

运动消耗的热量约占总消耗的 5%。而 NEAT 消耗的热量则达到 25%~30%，相当于运动消耗的 5~6 倍。因此对于不擅长运动以及工作忙碌没有时间运动的朋友来说，索性在生活中多留意非运动性热量消耗，效果会更好。

利用计步软件将日常活动习惯化

利用好日常生活中不得不做的家务和习惯动作，就能让你变得更健康，还有一定的减肥效果。如此一举两得的事情还犹豫什么！

做这些事情的时候，试着用计步软件。它能直观地反映出你在家务活中消耗了多少热量，看到数据之后你也会更加有动力，更容易坚持下去。

爬楼梯上下楼、买东西、做喜欢的家务、生活里的习惯动作，这些都值得我们用心去开发。只要稍微做点小功课，就能轻易地增加非运动性热量的消耗量。

给易疲劳人群的温馨提示♪
· ·
没必要刻意去健身房运动！
· ·

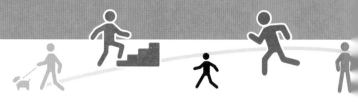

不再怕累、不再怕胖！
NEAT轻松生活法

日常生活中有很多可以增加非运动性热量消耗的机会。比如洗衣服、扫地、做饭、遛狗、倒垃圾等家务以及工作、上下班、接送小孩、照顾小孩、出门买东西、上下楼梯、走路去地铁站等。

在上述这些生活活动中，稍加留心，一天的热量总消耗量就会大幅增加。

另外，下班回家的时候提前一站下车走回家，用爬楼梯代替坐电梯等，这些调整都会带来不错的效果。可以试着先从自己容易实践的家务和习惯入手。

做家务也能燃烧身体脂肪！

迅速燃烧身体脂肪的 NEAT 活动

☐ 在上下班的地铁上，即使有空座位也不坐

☐ 上下班坐公交或地铁时，提前一站下车，步行回家

☐ 不乘电梯，坚持爬楼梯

☐ 在办公室自己复印资料、收发传真等

☐ 爬楼梯去其他楼层上洗手间

☐ 午饭特意去远一点的店吃

☐ 不管是工作还是私人生活，有急事自己过去找对方

☐ 刷牙的时候挺直背

☐ 不躺着看电视

☐ 吃饭细嚼慢咽

☐ 用抹布擦地

☐ 不用电器产品的遥控器，亲自过去按开关

☐ 增加遛宠物的次数

减肥效果比在健身房
运动要明显哦！

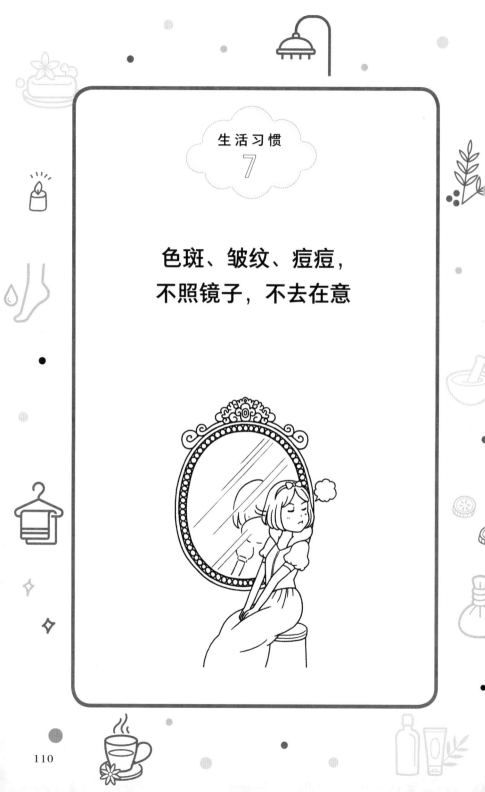

生活习惯

7

色斑、皱纹、痘痘，
不照镜子，不去在意

越在意越多！

　　经常有患者来我的诊所诉苦，说自己皮肤粗糙、长色斑，觉得很苦恼。这个时候，我会先劝他们："不要照镜子了。"

　　事实上，痘痘也好色斑也罢，你越介意它们，压力就越大。压力一大，就会分泌出压力激素——皮质醇，导致痘痘和色斑增加，陷入恶性循环。有肌肤烦恼的时候，要尽量远离镜子，防止分泌压力激素。

抗衰老要学会不去在意

　　过于在意会造成恶性循环，在衰老现象中也同样适用。一边盯着镜子，一边数着脸上的皱纹和色斑，"啊！多了好几条皱纹。""天啊！色斑又多了！"这样造成的心理压力会让你老得更快。相比之下，我们更应该对自己说："我好年轻！我好漂亮！"用更加积极的心态去面对生活。

　　积极正面的感情，能使身体分泌血清素和多巴胺，具有抗衰老的效果。以乐观向上的态度面对生活，或许就是保持年轻和美丽的秘诀。

给易疲劳人群的温馨提示♪

积极的思考方式是美丽的秘诀。

生活习惯

8

终极美容油！
荷荷巴油让女人更美

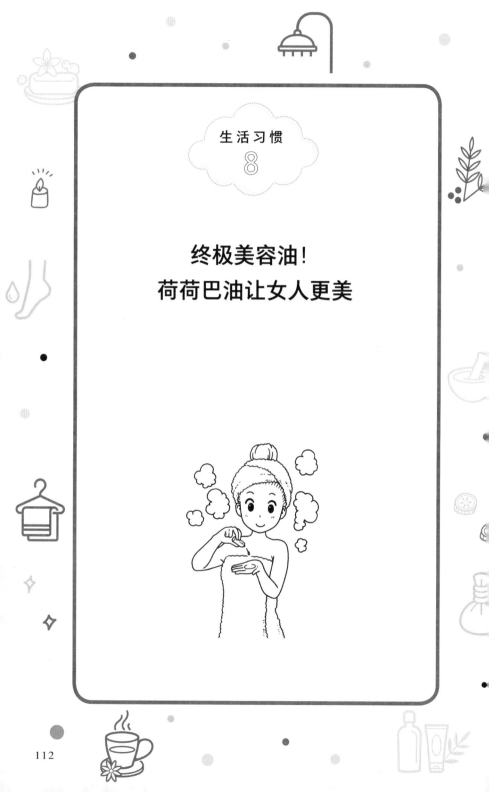

荷荷巴油备受青睐的原因

荷荷巴油是以生长于沙漠中的植物荷荷巴的种子为原料提取而成的植物油。因为荷荷巴油保湿效果好，有多重美容功效，所以很受欢迎。除了富含各种维生素及人体必需的氨基酸等营养成分外，还包含优质保湿成分蜡酯，涂抹到皮肤上，会在表面形成一层膜，起到锁水保湿的作用。

荷荷巴油不仅能预防和改善皮肤问题，还能给头发带来营养，有效对抗紫外线带来的伤害。对于女性来说，荷荷巴油是非常有益的营养油。

荷荷巴油的正确使用方法

荷荷巴油分为低精制的黄金油和精制程度高的清洁油两类。黄金油比清洁油营养价值高，但由于有不纯物质的残留，可能会给较敏感的皮肤造成负担。

荷荷巴油很容易变质，所以开封后应尽快使用。另外，荷荷巴油在10℃以下的环境中会凝固，所以要存放在温暖的地方。免疫力下降的时候，可能会引起肌肤问题，还请注意。

给易疲劳人群的温馨提示♪
. . . .
借助荷荷巴的力量，让皮肤充满弹性！
. . . .

睡眠习惯

饮食习惯

生活习惯

工作习惯

解压习惯

情绪低落时的"扫笑谢法则"

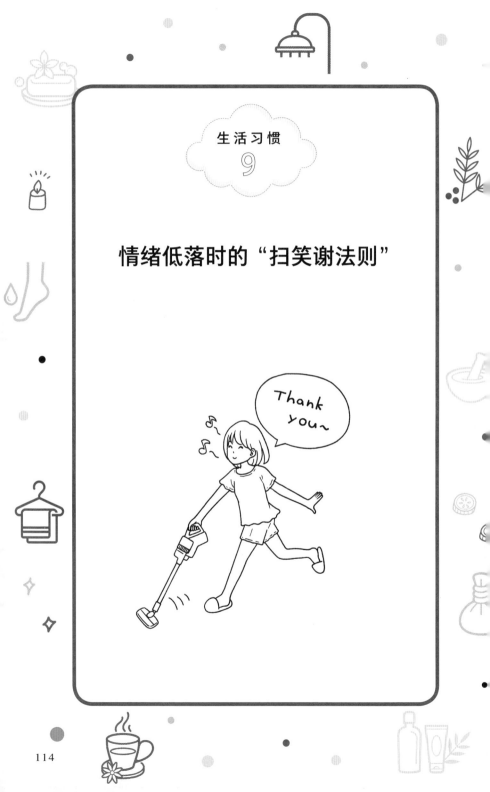

"打扫、微笑、感谢"，一切就会顺利起来

"扫笑谢法则"取意自"打扫""微笑""感谢"三个词。指的是做好这三件事情，人就会变得幸运。

大家都不喜欢做的打扫工作，你带头去做；总是面带笑容，散发着积极的正能量；从不忘记对他人的感恩之情。这也是我在日常生活中一直践行的事情。

越是情绪低落的时候，越要践行"扫笑谢法则"。如此一来，你就能自然地击退消极的想法，变得更加积极向上。

心灵美了，外表也会变美

和"扫笑谢法则"一样，修身养性最终也会使自身受益。

我经常会跟患者说三件事情。"保持文雅、保持纯真、爱惜物品"。看上去像是精神层面的东西，如果真的付诸实践，其实还有减肥的效果。如果能做到这三点，放任自己一边吃着饭一边做着其他事情、乱吃零食的行为就会减少，心态也会变得平和。认真去践行的朋友都变得越来越美了。

给易疲劳人群的温馨提示♪

· ·

越是心情沉重的时候,越要笑着说"谢谢"!

· ·

生活习惯
10

让心情变舒畅的魔法咒语——
"那就这样吧！"

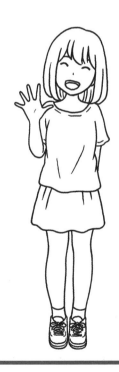

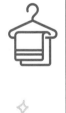

保持适当的距离感

我经常在和别人分别的时候笑着说："那就这样吧！"这是一句能让心情变得舒畅的魔法咒语。人活于世，总会遇见自己喜欢的人、不对付的人、不太想和对方说话的人，我们会接触形形色色的人。用这句话和喜欢的人告别，心情就会很舒畅。想结束某个话题时也不至于给对方留下消极的感觉，从而保留一个良好的印象。最后的印象如果好的话，一切就都是好的。分开时说句印象好的话，后续的印象也会好。

百试不爽！提升好感度

这个简单的魔力咒语可以自由地任意套用在"那就这样吧，我们就这么决定吧""谢谢。那就这样吧。我先走啦"等场合。加一句"那就这样吧"，不会让对方突然觉得话题戛然而止。

我将在 P145 介绍一种"夸夸术"。即用"真不愧是×××啊。真了不起啊。真有品位啊"一连串夸人的话之后，再加一句"那就这样吧"来巧妙结束话题的方式。我们的心情会因此变得舒畅很多。

给易疲劳人群的温馨提示♪
· ·
用对话术，哪怕对方是不善言辞的人，气氛也会变得轻松！
· ·

睡眠习惯

饮食习惯

生活习惯

工作习惯

解压习惯

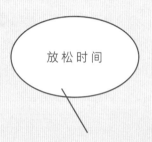

发现自己在叹气的时候，
就把它变成深呼吸吧。

PART

4

不 疲 劳 的
工 作 习 惯

工作太拼，累到筋疲力尽……这可能是因为大脑
疲劳了？！在办公室就能实现的放松术大揭秘！

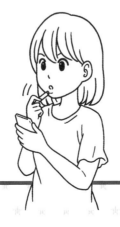

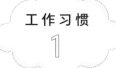

工作习惯
1

周末远离手机等电子产品，切换身心状态

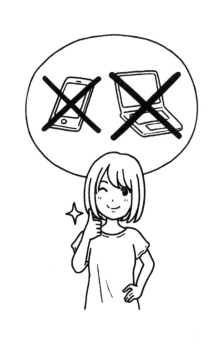

周末给疲惫的大脑放个假

　　生活在互联网和智能手机普及的时代，我们的大脑每天都要不断接收大量的信息。只要大脑还在接收信息，我们就不会停止思考，疲劳感也会越积越多。很多人在不上班的周末，也长时间看手机。如果大脑得不到休息，就会对工作日的状态造成不良影响。

　　因此，周末要坚决远离手机。网页、电话、邮件也尽量别看，将大脑的"网络"切断。下意识地让大脑休息十分重要。

现代人过于劳累的前额叶

　　大脑前额叶掌管着知觉、运动、思考、记忆等人类的高级功能。白天的活动使得前额处于高负荷状态。当前额叶持续处于慢性疲劳状态时，会引发很多不适症状，人会出现判断力和注意力低下、抑郁等症状。

　　通过远离手机等方式进行"数码排毒"，能使前额叶有意识地得到放松。如果条件允许的话，可以做做正念冥想，使前额叶所在的前额皮层暂停活动。这一方法可以让大脑得到更好的休息。

给易疲劳人群的温馨提示♪

有意识地让大脑休息，让自己彻底摆脱慢性疲劳！

睡眠习惯

饮食习惯

生活习惯

工作习惯

解压习惯

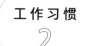

工作习惯

2

人最大的心病是"攀比"。
人际关系不分优劣，
万事无绝对的对错

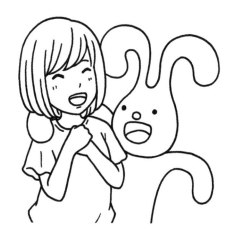

领导也好下属也罢，要一视同仁

我平时不管对方是上级还是下属，都会提醒自己用平等的眼光和对方接触。和比自己年长的医生接触时，也不会过分卑躬屈膝，而是平等相待。言行举止不唯唯诺诺，堂堂正正地待人接物，反而更能博得对方的好印象。

相反，如果因为对方是后辈，或者是自己不喜欢的人，而故意摆出一副趾高气扬的样子，采取我行我素的态度，反而会使自己平添不少压力。对人进行三六九等分，与人接触时只考虑级别，结果只会让自己受累。

"排位意识"会让人自食恶果

根据对方的地位、能力、年收入等，对其进行高于自己或低于自己的排序，就是"排位意识"。而事实上，当你在给他人"排序"的时候，自己也会被"排序"。争强好胜的人往往容易有这样的想法，总是不由自主地想"这个人我比不过""那个人不如我"。

一旦陷入这样的想法之中，就总会觉得周围人也在给自己进行排序，于是便会产生巨大的心理压力。如果能放弃给人排序的做法，自己也好人际关系也罢，都会变得轻松起来。

给易疲劳人群的温馨提示♪

· ·

不去评判他人,也不要评判自己。

· ·

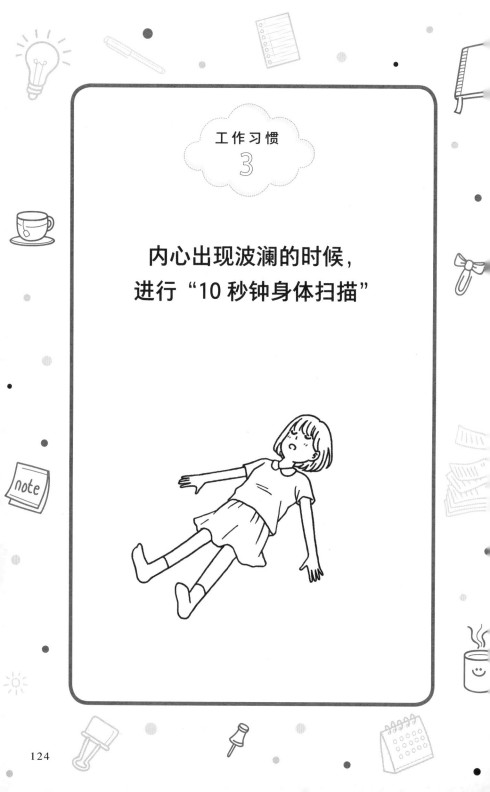

工作习惯

3

内心出现波澜的时候，
进行"10 秒钟身体扫描"

能够意识到自身的疲惫和紧张

消除压力和身心疲劳的方法之一是正念冥想。其中，我最推荐的是"身体扫描冥想法"。疲惫往往不经意间就在体内积蓄，通过身体扫描能够让我们的意识关注到自己的身体，从而检查身体感到疲惫的部位。

越是忙碌的人，身体的特定部位就越容易超负荷运转，也就越容易堆积疲惫感。如果不去关注身体的疲劳和紧张，久而久之就可能导致健康状况出问题。定期地进行"身体扫描"，及时接收来自身体的信号，可以防止身心过度紧张。

正念饮食也是解压的好方法

当烦恼在我们的大脑中挥之不去的时候，可以试试心无杂念地将注意力全部集中在食物上的"正念饮食法"。

比如吃西蓝花的时候，用舌头去感知吃进去的食物的重量、味道，感受食物的硬度、经过食道时的感觉、进入胃中的感觉等，调动我们的五种感官去品尝。当你被后悔、不安等负面情绪包围时，试着将意识集中于每一口食物带给我们的感受上，将大脑和心灵从郁结中解放出来。这样一来，我们的饮食速度也会慢下来，还能起到减肥的效果。

给易疲劳人群的温馨提示♪

要善于利用短时间冥想来解放心灵。

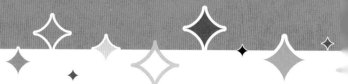

不限时间、不限场合，马上就能做！
"身体扫描冥想法"

正念冥想是指我们有意识地将自己的意识关注于当下，将杂念清除出大脑的冥想法。

这里我给大家介绍一下能让我们关注身体和心灵的"身体扫描冥想法"。

首先闭上眼睛，然后用意识从头顶、眉毛、眼睛、肩膀……自上而下细致地扫描自己的身体，最后确认是否存在哪个部位很紧张或感到不适。如果哪个部位感觉异常或者疲惫，那么这个部位就是平时容易受累的部位。用意识去安抚它，将疲惫感驱逐出去。

赶走疲惫和焦虑！

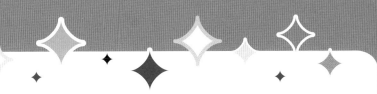

直面自我的"身体扫描"

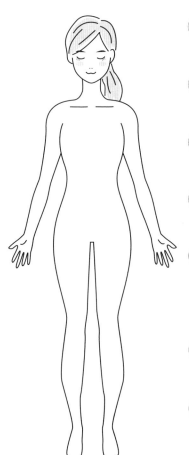

① 双腿打开与肩同宽，直立放松或坐立。

② 挺直背部，呼吸放松，轻轻地闭上双眼。

③ 想象有一束阳光或手电筒的光从头顶照射下来。

④ 先扫描头部，把意识放在皮肤和头发的感觉上。

⑤ 如果有疲惫或不舒适的感觉，就说明头部过于紧张。想象一下自己通过呼吸将紧张感慢慢释放出去。

⑥ 同样的方法再扫描双眼、鼻子、嘴。

⑦ 接着依次扫描颈部、双肩、胸部、背部、臀部、脚，将全身都确认一遍，寻找不舒适的部位。

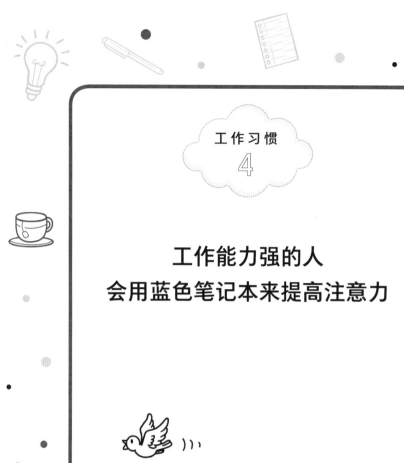

工作习惯

4

工作能力强的人
会用蓝色笔记本来提高注意力

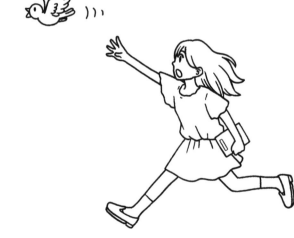

蓝色文具用品能促进血清素分泌

色彩心理学证实，颜色会给我们的思考、心理、行动带来巨大的影响。

尤其是蓝色，能够促进神经递质血清素的分泌，具有提高注意力的效果。工作中我们的目光接触到的文具用品、电脑桌面最适合选择蓝色。

相反，红色是需要避免的颜色。红色会使人因为联想到危险而感到不安、会让人攻击性增强等。此外，红色还具有兴奋作用，会使心跳加速、血压升高，从而妨碍注意力的集中。

蓝色碟子可以防止暴饮暴食

视觉接触蓝色物体后刺激大脑分泌出的血清素还具有抑制食欲的效果。另外，自然界的蓝色食物很少，因此其具有双重抑制食欲的效果。害怕自己可能会因为肚子很饿而暴饮暴食的时候，可以选择用蓝色的餐具来促进血清素的大量分泌，从而防止过食。黄绿色、紫色、紫红色也具有抑制食欲的效果，如果将这些颜色用于餐具的话可能会使食物看上去不那么美味，可以试试用作餐桌垫等其他物件的颜色。

给易疲劳人群的温馨提示♪

利用蓝色来更好地控制我们的大脑吧！

眼睛疲劳的时候，
一招让你的双眼炯炯有神

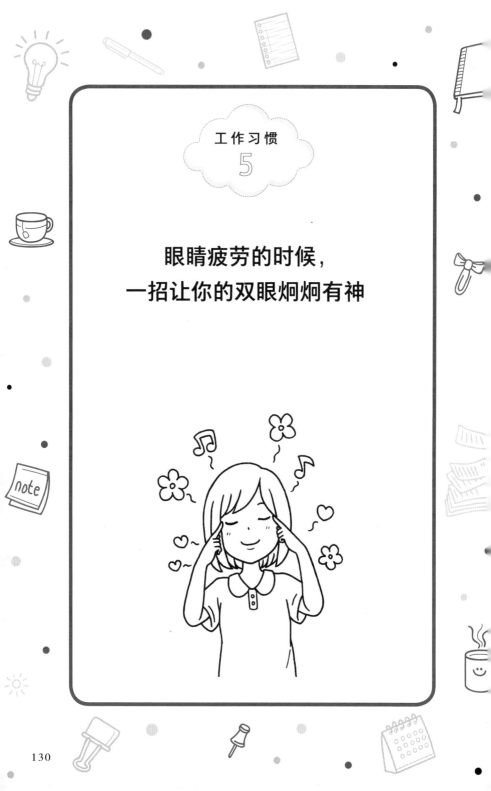

闭上眼睛上下左右转动眼球

大多数现代人都处在眼睛长时间接触电脑、手机屏幕的环境中，普遍患有慢性眼疲劳。眼疲劳还会引起大脑疲劳，影响我们的判断力、思考力和注意力的集中。

当眼睛感觉疲劳的时候，试着闭上双眼，手指轻轻摁住眼皮上方，然后上下左右转动眼球。这种眼部按摩方法既简单又省时。眼疲劳得到缓解后，大脑的负担也会减轻，对于保持注意力集中有明显的效果。长时间工作的时候，可以尝试每隔一个小时就做一次。

放松睫状体就能消除眼疲劳

长时间近距离地盯着电脑或手机屏幕看时，调节眼睛焦距的睫状肌会因为超负荷而变得僵硬。晶状体充当眼部镜头的作用，而睫状肌能够调节晶状体的厚度。当睫状肌因为疲劳而变得僵硬后，就无法很好地对焦，眼睛就像得了老花眼一样难以看清楚近处的物体。

上述缓解眼疲劳的按摩方法，能够放松睫状体。长时间盯着屏幕看后记得要定期进行按摩。舒缓眼疲劳后，工作效率也会有所提升。

给易疲劳人群的温馨提示♪

舒缓眼疲劳能减轻大脑的负担。

睡眠习惯

饮食习惯

生活习惯

工作习惯

解压习惯

办公室里、地铁上都能做！
迅速缓解眼疲劳的
简单按摩法

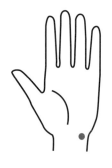

神门穴　　　　　　　　1

缓解精神紧张，消除焦虑和不安的穴位。

位置：位于手腕内侧、手腕线靠小拇指一侧凹陷的位置。

按压方法：大拇指按住神门穴，其余几根手指抓住手腕。稍微用力按压，两只手各 30 次。

合谷穴　　　　　　　　2

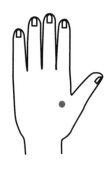

缓解头痛、肩膀酸痛，以及对全身的状态都有调节作用的穴位。同时对自主神经也有调节作用。

位置：位于手背、大拇指和食指骨交汇处的食指骨那一侧。

按压方法：用另一只手的大拇指按压，强度为稍微感觉到痛的程度。两只手各 30 次。

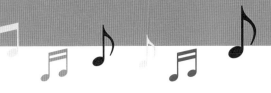

饥点穴

双向调节食欲的穴位。饭前按压饥点穴可以缓解饥饿感，饭后按压能够促进肠道蠕动。

位置：耳朵前小块突起部位稍微偏下的位置。

按压方法：饭前或饭后 15 分钟左右，用两只手的食指分别按住左右两侧的饥点穴，按压 1~2 分钟即可。

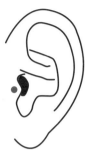

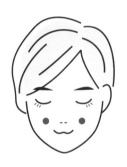

巨髎穴

缓解法令纹的穴位。具有提拉（改善皱纹、面部松弛）的效果。

位置：鼻翼水平线和瞳孔垂直线交汇处。

按压方法：用食指指腹轻轻按压 5 秒，然后慢慢抬离。左右同步进行 5 次左右。

间使穴

胃胀难受的时候，按压间使穴可以激活肠道、促进胃肠蠕动。

位置：手腕内侧距离手腕线一个手掌的位置，如右图所示，大拇指贴靠的位置就是间使穴。

按压方法：用大拇指按压间使穴，其余手指撑住手腕，每次按揉 2~3 分钟。两边都需要按。

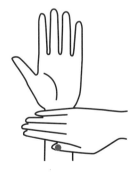

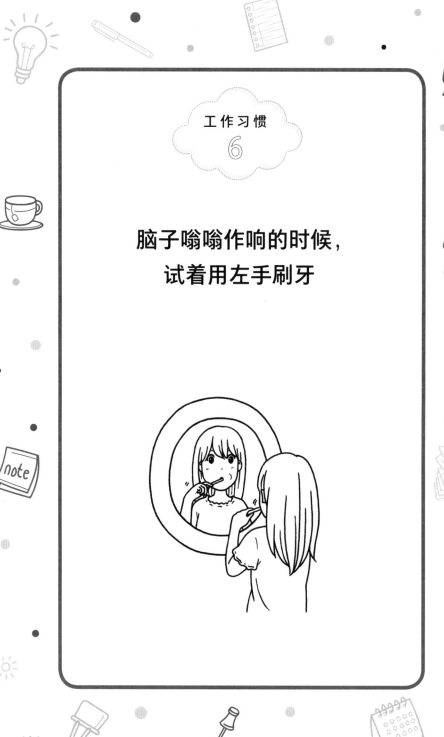

工作习惯
6

脑子嗡嗡作响的时候,
试着用左手刷牙

灵活使用左手，让右脑更灵光

人的左右脑分别掌管着不同的功能。左脑主要负责处理语言类信息，右脑则主要负责处理图像、情感等非语言类信息。

当我们要做方案，但感到一筹莫展或者思考问题累了的时候，可以试着有意识地用左手做一些动作来刺激大脑。右脑会因此变得活跃起来，从而更能产生新的创意，找出解决方案的概率也会增加。

专业运动员在训练的时候也会有意识地使用左手。

左手刷牙可以让大脑和身体焕然一新！

对于习惯用右手的人来说，用左手拿筷子或者写字是很困难的事情。因此，推荐大家用左手刷牙。左手刷牙对于用惯右手的人来说不是什么难事，而且很多人在公司也有饭后刷牙的习惯，实践起来比较容易。

当工作进展不顺的时候，用左手刷个牙吧。暂时离开办公桌，起来活动活动也可以让身体和大脑焕然一新，如此一来便能在短时间内让右脑重新活跃起来。说不定再回到座位上时，脑海里就浮现出新的解决方案了。

给易疲劳人群的温馨提示♪

. . . .

活跃我们的右脑，提升工作效率！

. . . .

睡眠习惯

饮食习惯

生活习惯

工作习惯

解压习惯

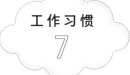
终于不再犯困了！
午餐吃荞麦面，让人神清气爽

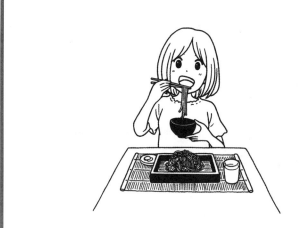

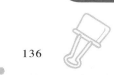

聪明的午餐选择：低 GI 食品

大家有没有这样的感觉，午餐如果吃太饱的话，一回到办公室座位上困意就来袭了。这是由于饭后血糖迅速上升，使得大脑供血不足。

前文我们提到过食用高 GI 食品会给人体带来的不良影响，为了有效防止饭后血糖值上升，就得选择低 GI 食品。荞麦面、糙米、大豆食品，都是低 GI 食品的代表。尤其是在没吃早餐的情况下，吃完午餐后血糖值会迅速升高。此时，荞麦面就是你的理想之选。

代餐饮品选择注意事项！

忙得不可开交，早餐和午餐都没有时间吃。但是又急需能量补充！这个时候，很多人可能会选择喝代餐饮品、营养液、能量饮料等。营养液确实能让血糖值在短时间内升高，喝完以后，能让大脑瞬间清醒，感到充满能量。但是，血糖值急剧上升后，人体会分泌大量用于降低血糖值的胰岛素，血糖值因此又迅速下降，此时，身体感受到的疲惫感比喝之前还要强烈。因此，还是尽量选择低 GI 食品来补充营养吧。

给易疲劳人群的温馨提示♪

血糖值忽上忽下不利于抗疲劳，而且会老得快哦！

睡眠习惯

饮食习惯

生活习惯

工作习惯

解压习惯

工作习惯

8

想要获得小幸运，
就从服装、化妆品、
午餐等方面开始，
每天改变一点点！

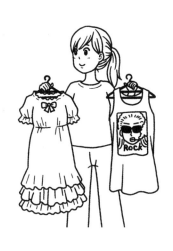

多巴胺的激励效果

当我们某天要挑战新事物或穿新衣服的时候，心情是不是会变得很兴奋？

这是因为大脑分泌出了神经递质多巴胺。多巴胺是人的动力来源，可以放大我们的幸福感和快感。有些人之所以会沉迷于赌博也是因为多巴胺的原因。当我们遇到自己中意和喜欢的事物时，稍微一点点的刺激就会促使多巴胺的分泌。

每天至少进行一项局部调整，改变一点点，就能让我们一整天都过得很好。

就像玩游戏一样，每天改变一点点

比如比平时稍微走得远一些，去一家之前没有去过的餐馆吃午餐，或者尝试对现有的衣服进行新的搭配。按照自己喜欢的方式，每天随便找一个点，进行局部改进，幸福感就会提升。当大脑分泌多巴胺时，面部表情和心情就会变得轻松活泼，甚至两眼都会放光。

灵动的双眸和满足的表情是成为美丽、充满魅力的女性所必需的。从今天起，开启你的改变之旅吧。

给易疲劳人群的温馨提示♪

小小的改变会带来每天大大的幸福！

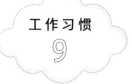

工作习惯
9

运动量不足的人，
一招帮你化解烦恼——
原地踢腿跳 20 秒

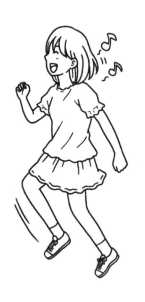

久坐是造成血液黏稠的根源

　　坐办公室工作的人，往往容易一坐下来忙工作就会坐很久。事实上，长期久坐会对我们的健康造成不良影响，据说还会增加死亡的风险。时而站立，时而走动，可以调动全身的肌肉，使血流畅通，细胞代谢活动会变得更加旺盛。而一直保持坐着这一个姿势，就会造成全身的血流和代谢停滞。血液会变得黏稠，从而引发心绞痛、心肌梗死、脑梗死、糖尿病等疾病。

通过促进血液循环来抗衰老

　　久坐还会造成早衰。在家没事的时候，或者在办公室长时间工作的时候，可以有意识地起来活动活动，增加步行的时长。

　　如果再做 20 秒钟的踢腿跳，全身的血流就会瞬间得到舒活。为了延缓衰老，可以在家中有空或者公司没人的时候做一做，以便更有效地疏通血管、促进血液循环。要是不小心被同事撞见，估计会逗乐对方！上下楼的时候不要坐电梯，利用走楼梯来积极锻炼腿部肌肉。

给易疲劳人群的温馨提示♪

只需20秒就可以促进全身的血液循环哦！

睡眠习惯

饮食习惯

生活习惯

工作习惯

解压习惯

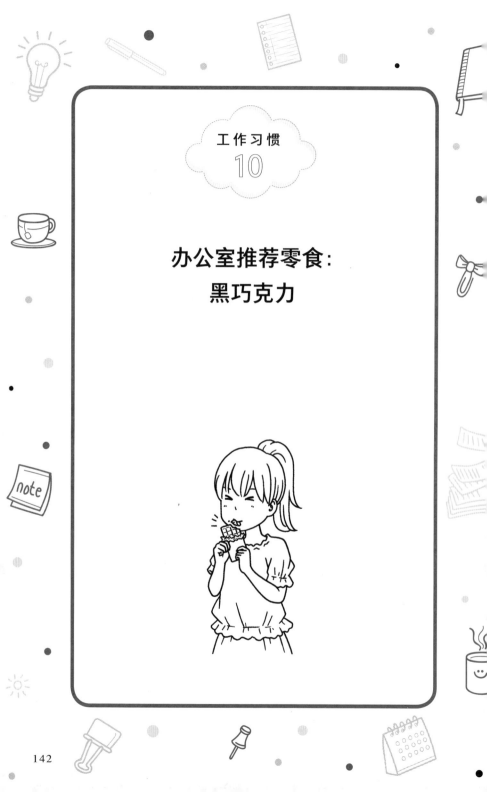

工作习惯

10

办公室推荐零食：

黑巧克力

巧克力是女性之友！！

巧克力具有抗衰老等多种健康和美容功效，是名副其实的女性之友。巧克力的原料可可粉中富含具有抗氧化作用的可可多酚，能够抑制活性氧对全身造成的破坏，如破坏皮肤和细胞等。具体的功能包括预防低血压、动脉硬化，美容，激活大脑，通便等。可可多酚每日的建议摄入量为 200~500mg，可以分多次适量食用。

关键是可可含量要达到 70% 以上

最近，可可含量 70% 以上的黑巧克力十分受欢迎。比起普通巧克力，黑巧克力含糖量低，营养成分丰富。而且，据说黑巧克力还富含能够扩张血管、促进血液循环的可可碱，美容效果也非常好。

但是需要注意，黑巧克力摄入过量也会导致肥胖和衰老。最近市面上还推出了低 GI 巧克力的产品，读者可以灵活选购。

给易疲劳人群的温馨提示♪

・・・

低GI的黑巧克力是女性的最佳选择！

・・・

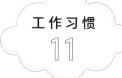

工作习惯
11

与人相处的奥妙——
万人迷的巧妙"夸夸术"

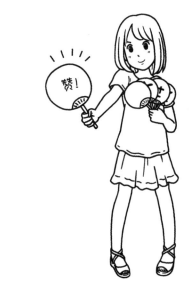

不会产生心理负担的人际交往方式

　　我不太擅长和这样一些人打交道：话语冗长、只顾着说自己的人。如果跟着对方的话锋走，就会徒增很多心理压力。因此，对于这些人，我会用"夸夸术"来应对。

　　用"真不愧是……啊""我怎么没想到""真了不起啊""真有品位啊"这几句百试不爽的"套话"来回应。

　　好与人争辩的人往往强烈渴望得到他人的认可，只要你夸他，他就会得到满足。另外，面对自己不太擅长打交道的人，笑着用"夸夸术"去回应对方，也能很好地展开对话。

把自己应付不来的人当成"神"去对待

　　我常常把自己应付不来的人当成"神"。这样一来，不管对方是谁，都仿佛像神一样的存在，不管说什么听上去都变得好像很有意义。如果瞧不上对方的话，你就容易变得不耐烦，抱怨"真是浪费时间""为什么要听这个人在那里掰扯"等，最后反倒给自己增添了不少心理压力。

　　与他人的对话究竟是欢乐时光还是煎熬时刻，全凭自己的心态调整。一定不要仅凭好恶去判断，不管对方是谁，都应该带着敬意以礼相待。

给易疲劳人群的温馨提示♪

• •

喜好正是给自己心里添堵的原因。

• •

睡眠习惯

饮食习惯

生活习惯

工作习惯

解压习惯

"撑不住了！太累了！"
太拼的你也许需要
"装死"减压法

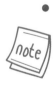
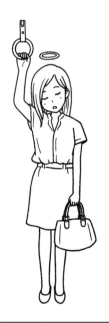

快迟到的早晨
在上班的地铁上"装死"

我经常建议那些因为烦恼而愁眉不展的人"想象自己已经死了"。比如早上坐地铁晚了觉得自己可能要迟到，与其总想着"赶得上？赶不上？"心头一直打鼓，倒不如索性闭上眼睛想着"我死了"。

"我死了，从这个世界消失了。"当你想到这个，就会觉得世上任何烦恼都不算什么。那些任凭你怎么想也无能为力的事情，考虑再多也是徒劳，徒增烦恼罢了。所以大家可以试着这样假想一下。

有时候"事不关己高高挂起"的想法
或许不见得有什么错

当你想象"自己已经死了"，下一秒就会突然变得能够客观地去看待各种事物了。当一个人死了，他就会从这个世界消失，也就不会在意他人如何看待自己。

这样的假想能够让你从受困于烦恼和问题的主观情绪中跳出来，变得像旁观者一样去俯瞰问题的全貌。你会惊奇地发现自己的心情变好了，并且变得能够冷静地正视问题和烦恼。这是一种非常简单的摆脱烦恼的方法。

给易疲劳人群的温馨提示♪
· ·
"装死"能让烦恼瞬间消失。
· ·

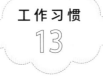

工作习惯

13

随身携带心爱的幸运唇膏

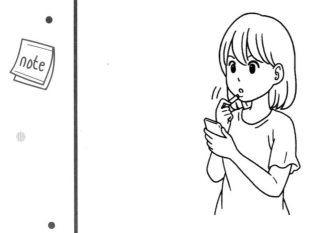

给自己装一个能够随时切换心情的开关

重要的工作汇报之前，或者要赴一个很重要的约会前，为了克服内心的紧张情绪，这时候，不要寄希望于幸运内衣之类的物品，而是要养成涂幸运唇膏的习惯。当你涂上自己喜欢的颜色，是否觉得自己变得有些自信了？这是因为通过大脑分泌多巴胺，人变得积极向上，自然会为自己加油打气。

幸运唇膏任何时候任何场所都可以涂一涂，操作起来非常简单。当心情沮丧、情绪不是很好的时候，可以把它作为切换心情的开关。

运动员也用这一招！

运动员也会经常进行有意识的情绪切换训练，比如一些著名的棒球选手进入场地时先迈左脚，赛前一定要做拉伸等惯例动作。运动员们就是在利用这样一些动作，帮助自己消除因紧张带来的压力，让自己切换成注意力集中的模式。

只要能切换心情，让自己放松下来就行。试着找到能让自己迅速切换心情的方法吧。

给易疲劳人群的温馨提示♪

借助一支心爱的唇膏,让自己变得自信而强大吧!

坐在什么位置更能表达心意?

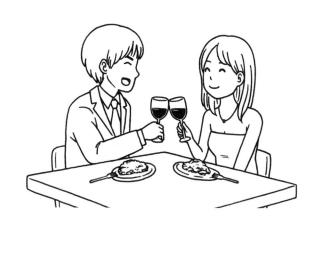

约会、开会都适用的聪明"坐"法

　　心理学上说，一个人所坐的位置会给对方的心情带来极大的影响。坐在正对面的位置容易让人产生敌对的心理，因此，在商务洽谈、会议等场合，正对面的座位最好安排给自己人。约会的时候，比起面对面坐着，在吧台旁边并排坐，或者坐在桌子侧面45度的位置更理想，更能调动气氛。女性最好坐在男性的左边。

　　不过，在诊疗室坐诊的时候，我一般会坐在患者的右边。因为患者就诊时通常处于比较不安和紧张的心理状态，这时如果坐在离患者心脏近的左边，容易让患者产生压迫感，进而感到更加不安。

下午2点是道歉的黄金时间！

　　"时间段"也会给人的心理产生巨大的影响。比如上午11点到中午12点以前，正是肚子饿得坐不住的时间段。因此，找领导道歉认错之类的事情千万不要挑这个时候，要选择下午2点左右。用餐后人的副交感神经处于优势地位，逃过一劫的可能性比较大。

　　夫妻之间的交流也是如此，上午容易引发口角，所以明智的做法是尽量避开这个时间段。沟通谈判选择在傍晚进行成功率会更高。据说，傍晚的时候人比较疲劳，判断力会下降，也容易被说服。

给易疲劳人群的温馨提示♪
. . . .
巧用心理学，让人际交往更顺利。
. . . .

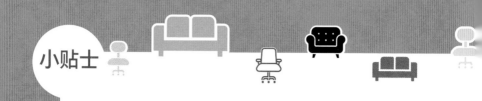

零压力！
今天就能派上
用场的"坐"法指南

坐在正对面的位置容易让人产生敌对心理，因此，在会议等场合，正对面的座位最好安排给自己人。

坐在对方的左边能给他带来安全感，因此约会的时候，比起面对面的双人座位，并排坐的吧台座位，以及坐在对方的左边是最理想的。另外，和对方心脏相对的斜45度方向也能增加安全感，吃饭等场合隔着桌角坐也是理想的选择。

同样，面对面道歉可能会使事态更加严峻，站在对方的左边搭话，站在斜45度角的位置阐述问题更加保险。

有意识地去注意位置的问题，有时候可以让事情进展得更加顺利。

和任何人都能
融洽相处！

聪明人的"坐"法

睡眠习惯

饮食习惯

生活习惯

工作习惯

解压习惯

SCENE 1

会议室

坐在正对面的位置容易让人产生敌对心理，因此，正对面的座位最好安排给自己人，或者坐在对方斜45度角的位置。

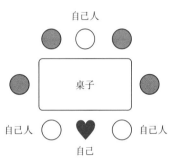

自己人

桌子

自己人　自己人

自己

SCENE 2

餐厅约会

吧台的并排座位可以增加亲近感。约会的时候也一样，吧台并排坐的时候，坐在对方的左边。普通桌子就坐在45度角的位置，最好也坐在对方的左边。

女性

桌子

男性

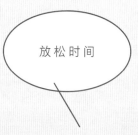

放松时间

你是否急于恢复精力？

把慢慢恢复作为日常目标，

精力就会一点点地涌上来哦。

PART

5

不 疲 劳 的

解 压 习 惯

越努力心里越苦闷、抑郁……本章将介绍让烦恼一扫而空、每天都开开心心的解压方法。

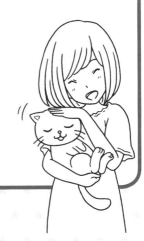

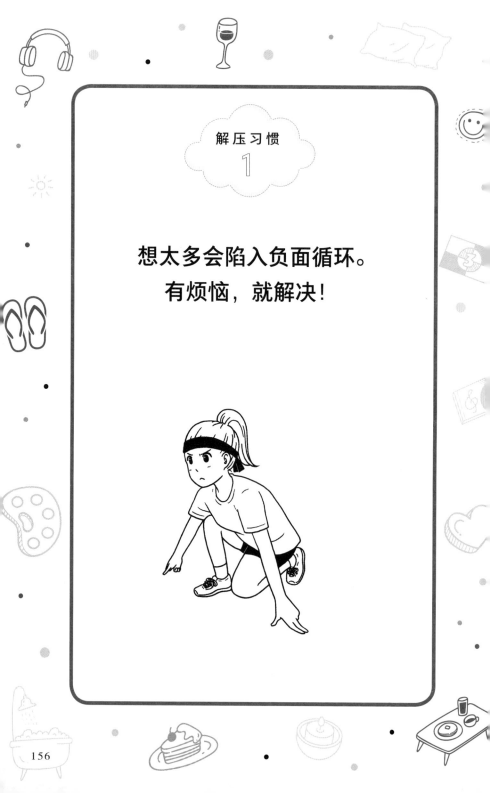

解压习惯

1

想太多会陷入负面循环。
有烦恼，就解决！

用行动赶走消极想法

大家是否有过深陷烦恼、胡思乱想的经历？有烦恼的时候，你越去想它，就越容易往不好的方面想。要想从负面循环中脱离出来，就必须停止胡思乱想。

为此，要采取行动。早上起来刷牙、洗脸，开始处理堆积的家务等，总之，最重要的是要让身体动起来。思考和行动往往无法完全同步，进行身体活动而产生的新的思考会将原先占据头脑的消极想法挤出脑外。

烦恼的时候，试着默默做家务

推荐大家列出家务待办清单，然后从上往下依次默默地完成。洗衣服、打扫、洗碗等，默默专注于简单的劳作时，注意力自然就会集中在手头的工作上，停止消极的想法。因此，推荐找出能让自己集中注意力的家务或工作，事先列好一份清单，然后逐项去完成。

长时间持续进行消极的思考，大脑和身体就会因沉重的压力而精疲力竭。为了避免这样的情况，就要及时打破负面循环！

给易疲劳人群的温馨提示♪
....
烦恼的时候不要发呆，要动起来。
....

睡眠习惯

饮食习惯

生活习惯

工作习惯

解压习惯

157

焦虑挥之不去的时候，翻开书本遨游宇宙

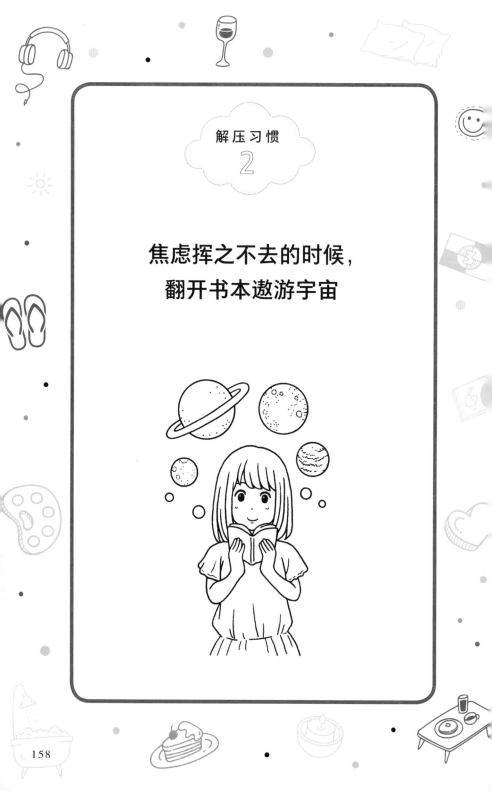

在非日常性的"旅行"中，忘却烦心事

当我被不安和烦恼缠身时，经常会阅读宇宙相关的书籍。宇宙真的是很神奇。"宇宙的尽头是什么样子的？""膨胀速度比光速还快的宇宙，究竟有多大？""其他星球上有生物吗？"……浩瀚的宇宙里有无数神奇的未解之谜。

一翻开宇宙相关的书籍，消极想法便瞬间一扫而空了。如果被现实世界的烦恼所困扰，可以试着想象一下那个远离日常生活的遥远世界，短暂逃离一下现实！

看看科普书也无妨

类似于介绍宇宙这样的带一些小知识点的书籍或者解答日常生活疑问的轻松百科词典，都非常适合想要摆脱消极想法的时候阅读。我在心情郁闷的时候，经常买这样的书看。"原来如此！"恍然大悟时的感动、让自己吃惊的新发现占据了头脑，消极的想法也就全都丢在脑后了。

如果有自己感兴趣的阅读领域的书，可以提前买几本放在家里。

给易疲劳人群的温馨提示♪

· ·

准备一本能让自己逃离现实的书吧！

· ·

"兴趣清单"帮助我们找回
真实的自己

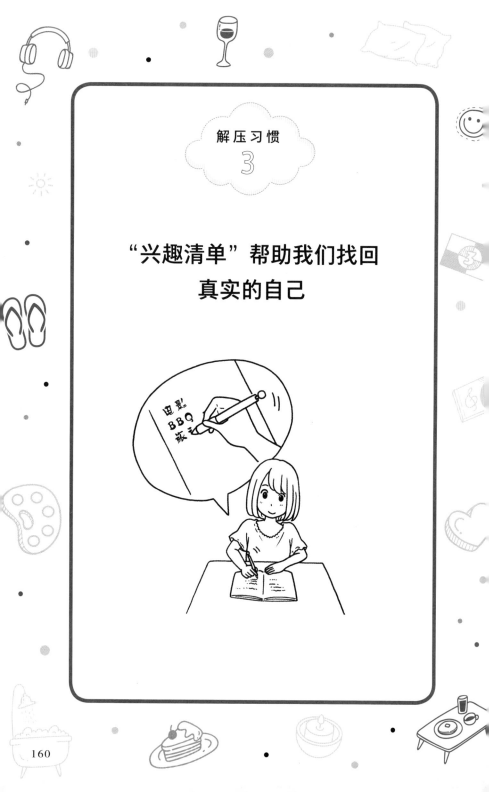

多做能让自己沉浸其中的事情

　　"总感觉没什么精神""开始厌倦每天按部就班的生活"，这个时候一定要试一试这个办法：列出自己的"兴趣清单"，然后按照顺序依次完成。选出自己特别喜欢并且能沉浸其中的事情。当你沉浸在自己感兴趣的事情中时，大脑会分泌出动力激素多巴胺，使你变得激昂、充满活力。完成清单的过程中，情绪会变得更加积极，从而和之前那个消极的自己说"再见"。手机小游戏、美甲、制作小点心等，做一些能轻松上手的事情吧。

让多巴胺扫除烦恼

　　完成兴趣清单能帮助我们消除烦恼。因为通过完成兴趣清单上的任务能够促进多巴胺的分泌，因此也被有效应用于身心疾病患者的治疗中。

　　不规律的生活习惯、自主神经紊乱会造成多巴胺分泌低下，精神不振的时候，要注意规律生活。对于自己无能为力的烦恼，考虑再多也只是浪费时间。为避免负面循环，及时解压才是生存之道。

给易疲劳人群的温馨提示♪
· ·
有抑郁倾向的时候应主动刺激多巴胺分泌！
· ·

30 分钟的高强度运动，让烦恼烟消云散

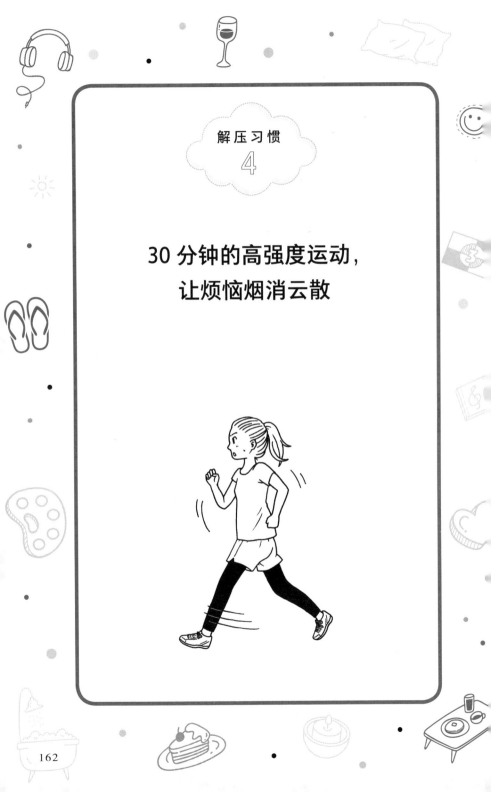

效果堪比抗抑郁药！

研究表明，运动具有预防或改善抑郁的效果。这是因为运动能刺激大脑分泌血清素，而血清素是大脑中一种与精神稳定密切相关的神经递质。据说，30分钟的高强度运动效果堪比一颗抗抑郁药的药效。

比如提前一站下车，然后快跑回家，就是不错的方法。最近很流行的在光线昏暗的环境中骑动感单车等运动，因为在非日常性空间中进行，所以效果会更加明显。

大脑疲劳可以通过运动得以消除

比起体力劳动，现代人从事脑力劳动的机会要多很多。其实，纯脑力劳动导致的疲劳状态给身体造成的负担是最大的。相反，即便身体疲惫，如果大脑还很精神，身体也丝毫不会因此而处于高压状态。正因如此，农业工作被认为是压力最轻的职业。

上班回家觉得只有大脑处于疲惫状态时，可以通过运动来激活一下身体，将压力抵消掉。睡前夜跑之类的活动其实是非常好的解压方法。

给易疲劳人群的温馨提示♪
· ·
夜间短时间的高强度运动可以帮助我们消除疲劳！
· ·

163

肩膀酸痛、头痛、胃痛等身体不适，可能是心理压力过大造成的

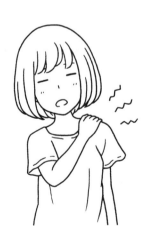

心理状态会影响身体状态

正如"病由心生"说的那样，中医学认为精神上的痛苦会表现为身体上的不适和疾病。比如，平时用的成语、俗语中也有诸如"心惊肉跳""肝肠寸断"之类的说法。根据烦恼的性质和内容的不同，身体表现出来的不适情况也会有所不同。

压力大的时候会出现眼皮抽筋、脖子僵硬或肩膀酸痛等身体特定部位表现出一定的症状。这些也是身体发出的重要信号。

针对性护理，分部位放松

中医学把肋骨下方胸部的疼痛称为"胸肋苦满"。这个部位出现疼痛症状的患者，可能是因为压力积攒过多或精神状况不好。其他诸如眼睛、脖子、肩膀、喉咙、胃、腹部等，根据疼痛出现的位置，可以找出对应的原因。

另外，对不舒适的部位进行护理，具有消除对应压力和疲劳的效果。

下一页我将会针对身体各个部位的症状介绍对应的护理方法，大家可以根据需要进行实践。

给易疲劳人群的温馨提示♪

不要忽略身体发出的求助信号！

你注意到身体发出的信号了吗？
身体各部位的压力排查

脖子和肩膀 ◯

症状：脖子至肩膀一带僵硬

出现原因及护理方法：起因是压力和疲劳。富含类黄酮成分的葛根汤能有效缓解肌肉和血管紧张。用 10 倍的水溶解葛根粉，并加入少量的蜂蜜、白砂糖等，用文火加热后饮用。

胸部 ◯

症状：胸口至肋骨的位置发闷难受，有撑胀感

出现原因及护理方法：压力堆积及运动不足等导致的气血不顺、胸肋苦满状态。可按照自己喜欢的方式，通过运动尽情地舒展身体或大声地唱卡拉 OK 等。

腹部 ◯

症状：下腹部撑胀、胀气

出现原因及护理方法：血液循环不好。可通过冷热水交替浴的方式来促进血液循环。具体的沐浴方法：用 39℃ 左右的热水洗半身浴（肚脐以下部分泡在水中）20~30 分钟，再用 42℃ 左右的热水洗半身浴 3 分钟，接着用冷水冲手和脚 10 秒钟。重复 5 遍上述步骤。

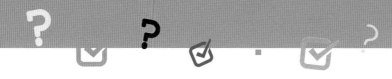

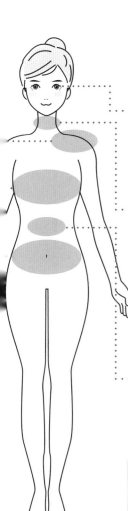

眼睛

症状：眼皮抽筋

出现原因及护理方法：当压力、疲劳堆积的时候，容易导致眼部供血不足。前一种情况可以通过茉莉花茶、洋甘菊茶、精油等来理顺气血。后一种情况则可以多吃菠菜、枸杞等调理改善。

喉咙

症状：喉咙阻滞，如鲠在喉般的难受

出现原因及护理方法：疲劳和压力引起的气滞状态。通过茉莉花茶、洋甘菊茶、精油等草本物质来理顺气血。关键在于放松身心。

胃

症状：心脏下方有阻滞感、胃部阻滞

出现原因及护理方法：运动不足、睡眠不足引起的胃功能衰弱。利用好午睡时间，保证每天 7 个小时的睡眠。多食用有助于消化的食物，如小青菜、胡萝卜、马铃薯、苹果、鸡胸肉、白肉鱼等。

POINT！

非常难受的时候要及时就医，有专门针对胸肋苦满的中药。

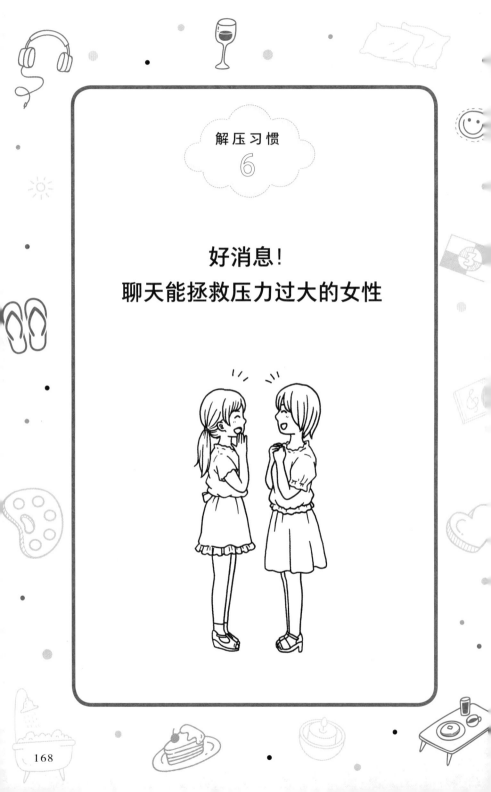

唱歌和朗读有非常好的减压效果！

过去常听人说，聊天能帮助女性排遣压力。女性会在听取他人谈话并产生共鸣时，将这些内容作为人生智慧存入大脑。并且，会为对方因为自己的话语产生共鸣而感到愉快。因此，与人聊天并产生共鸣对于女性来说是非常有必要的，是能够愉悦身心的一种方式。

但是，对于男性来说则相反，他们反而会因此感到有压力。如果找不到同性聊天对象，女孩子可以试着通过唱歌、朗读等方式将自己的情绪表达出来。

呆呆盯着电视看的他，有什么小秘密？

女性朋友们有没有这样的经历？男人在家呆呆看电视的时候，无论你怎么跟他说话，他都没有反应。这是因为他正处于非常放松的状态。事实上，他很可能根本没有在看电视，而是处于一种游离状态。这个时候，男人左脑掌管语言的区域被关闭了，右脑掌管空间认知的区域被激活，正在进行知识再建。也就是说，正在进行脑内梳理工作。这种状态接近于正念状态。因此，即便他没有回应你，也不要生气，请默默地在一旁陪着他。当然，你也可以尝试让自己进入这种状态，放松身心。

给易疲劳人群的温馨提示♪

· ·

了解男女大脑的不同，能让夫妻关系更加和谐！

· ·

抚摸的魔法！
比起被抚摸，
抚摸他人的人更幸福

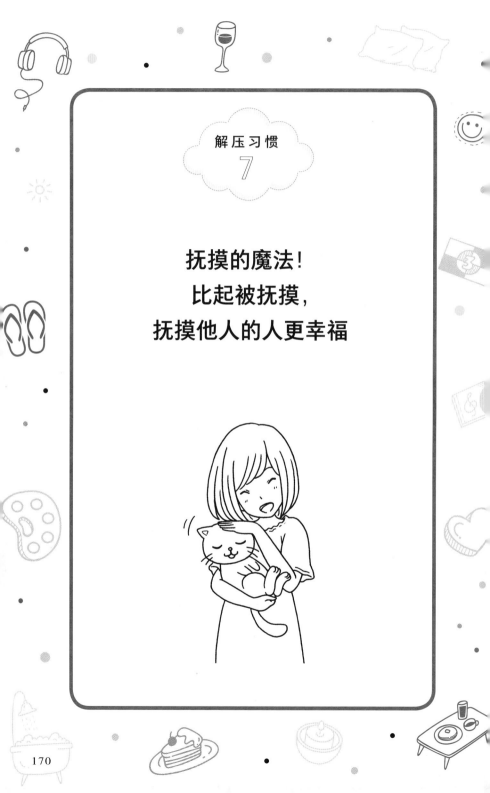

催产素的神奇效果!

大家听说过催产素这种具有治愈效果的激素吗?这种激素可以通过与家人、亲密的人、宠物等的接触分泌,具有带来幸福感、稳定情绪、减轻压力等作用。由于催产素对痛苦和认知障碍的症状改善有一定效果,医疗机构把借助催产素的治疗方法称为"抚摸护理(touch care)"。虽然拥抱和轻微接触也能分泌催产素,但效果更明显的是"催产素抚摸"。具体做法是将双手贴放在对方背部,以缓慢画圆的方式抚摸对方。

"善于奉献他人"是幸福的关键

阿德勒心理学提倡,善于奉献他人是幸福的关键。无论一个人的人生有多么不顺,只要他觉得自己对他人来说有意义,就会感到幸福。因此,当你怀着"希望自己能让对方感到平静安宁"的心情进行"催产素抚摸"时,那个奉献他人的自己也会分泌催产素,从而感受到幸福与平静。

其实,每个有家庭的女性每天都在奉献于他人。除了道谢,别忘了温柔地抚摸一下她们哦!

给易疲劳人群的温馨提示♪

帮助他人是收获幸福的秘诀。

神奇口香糖：
缓解压力，抑制食欲

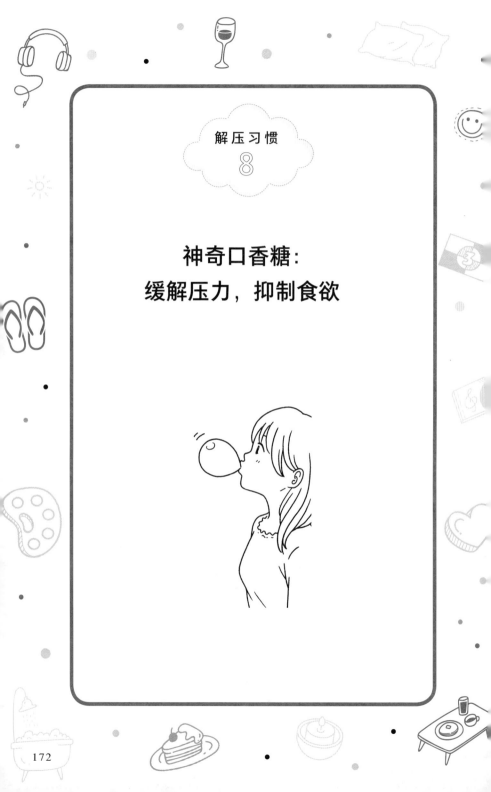

口香糖其实是健康食品！

嚼口香糖具有减压和减肥的效果。口腔内分布着大量和大脑及身体相关联的重要神经，咀嚼动作可以抑制掌管恐惧和不安等情绪的扁桃体的活动，使副交感神经变得活跃，从而使人更难察觉到压力的存在。

另外，饭前嚼口香糖可以促进血清素的分泌，缓解饥饿感。同时还能促进组胺的分泌，抑制食欲，提高皮下脂肪和内脏脂肪的燃烧效率。因此，口香糖很适合用于防止暴饮暴食和排解压力。

嚼口香糖既能防止蛀牙和口腔干燥，
还能预防脑梗死和糖尿病

嚼口香糖会分泌唾液。而唾液的分泌可以防止蛀牙和口腔干燥。另外，嚼口香糖还能防止用嘴呼吸，避免对健康造成不利影响。同时，唾液中分泌的压力激素皮质醇数量减少，能够起到缓解压力的作用。

在一项实验中，让一名处于胃瘘（需要将营养直接送进胃里）状态的老年人咀嚼口香糖，结果患者大脑皮层联合区被唤醒，认知障碍得到了缓解。诸多实验表明，嚼口香糖具有良好的保健效果，能够预防脑梗死和糖尿病，还能帮助戒烟。

给易疲劳人群的温馨提示♪
....
健康、美丽嚼出来！
....

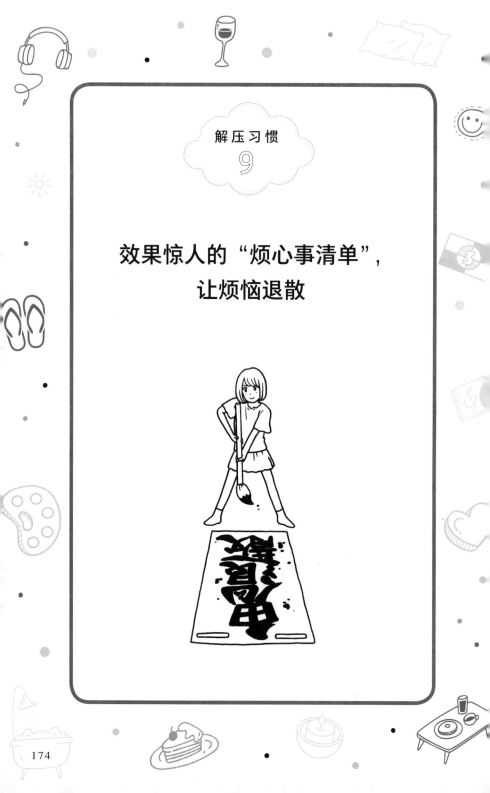

解压习惯
9

效果惊人的"烦心事清单", 让烦恼退散

关键在于用粗笔肆意地写出来，然后撕掉

当我们有烦恼和消极情绪时，总是容易让它们萦绕在我们的脑海中。这个时候，可以把自己思虑的事情原封不动地写在纸上。

写的时候，你可能会觉得仿佛烦恼就在我们跟前一样，总让人闷闷不乐。但是写下来的行为本身就能够帮助我们排遣压力、整理思路。

用手书写具有电脑打字没有的解压效果。如果可以的话，尽量用粗一点的笔，肆意地写出来，这样效果会更好。写完以后再把纸撕了，扔掉。你的心情一定会豁然开朗！

烦恼居然没有我们想象得那么多？！

烦恼，你越去想它，它就越多。因为把事情想得过于复杂而陷入被害妄想症的人也不在少数。因此，当我们把烦恼写在纸上，并对它们进行整理的时候，你会意外地发现，你所担忧的并不是什么天大的事情，或者你会忽然发现，原来烦恼并没有自己想象得那么多。

心理科的医生会要求那些有强烈不安倾向的患者在感到不安的时候，将它们写在纸上并撕掉，通过要求他们重复这样的行为来进行治疗。这不失为一种省时省力的解压法。

给易疲劳人群的温馨提示♪

· ·

闷闷不乐的时候先别想太多，把烦恼写下来然后撕掉！

· ·

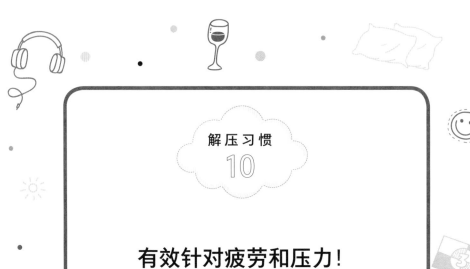

有效针对疲劳和压力！
你可能不知道的关于草本的秘密

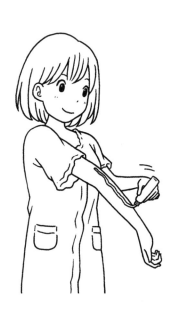

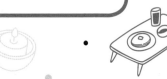

芳香疗法有助于解压

　　草本植物具有缓解压力和放松的效果。当鼻子闻到草本植物的芳香时，鼻腔内的嗅觉神经会受到刺激，然后传递到大脑边缘系统和下丘脑。如此一来，我们的情绪就会变得稳定，自主神经也会处于安定状态，大脑会相应分泌激素。总之，草本植物会给我们的身心带来很大的影响。

　　并且，草本植物的芳香成分还会通过呼吸被吸入体内，从肺泡到毛细血管，再到全身，通过血液循环发挥药效。精油是草本制品中解压效果较好的产品，如洋甘菊、柠檬香蜂草、丁香花、茴香、茉莉花等精油。

操作简单，习惯成自然就好

　　仅闻一下草本植物的芳香就能缓解压力，同时，它还能缓解抑郁和女性特有的烦恼。不同的草本植物具有不同的功效，可以根据自己的烦恼特点寻找合适的草本植物，然后将它们巧妙地运用于日常生活中。

　　市面上有很多草本相关的产品。其中，我们每天都能轻易接触到的有草本茶、身体乳、护手霜等。用精油类制品做按摩也是不错的选择。找到最适合自己的草本植物，用自己喜欢的方式加以利用吧。

给易疲劳人群的温馨提示♪

利用好草本植物,让自己变得更美丽吧!

睡眠习惯

饮食习惯

生活习惯

工作习惯

解压习惯

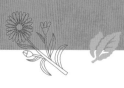

草本植物的幸福芳香效果

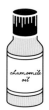

洋甘菊

菊科植物。香味像苹果一样柔和，因而很受欢迎。自古以来就被作为健胃、发汗、消炎的药草。洋甘菊对妇科疾病等也具有治疗效果。此外，还具有减轻压力、改善睡眠问题和产后抑郁、治疗便秘、缓解痛经、改善月经不调、美容护肤等各种效果。

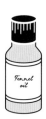

茴香

香味特点是强烈、甘甜。伞形科茴香属的多年生草本。具有健胃、化痰、促消化、除臭的效果。具有镇静作用。对更年期阴虚火旺症状、失眠、焦虑症状等具有改善效果。

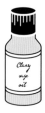

鼠尾草

唇形科草本。香味略带辛辣、甘甜。民间土方认为鼠尾草的种子对治疗眼疾具有一定的效果。具有抗抑郁、刺激雌激素分泌的作用，对于月经不调和更年期阴虚火旺具有很好的改善效果。鼠尾草精油常被用在芳香疗法中。

草本植物是古人日常生活中不可或缺的助手。身心疲惫的时候，辗转难眠的时候，或者想切换心情的时候，草本植物会用它天然的力量来帮助你。可以通过喝草本茶、使用草本类涂抹产品轻松获得草本植物的芳香效果。不过，精油的作用较强，使用的时候要加以注意。

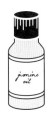

茉莉花

清淡柔和的花香味。常用于茉莉花茶、香道、精油等草本制品中。茉莉花具有缓解压力、抗抑郁的作用，市面上有各种各样的茉莉花产品。

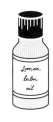

柠檬香蜂草

唇形科草本。柑橘系清香。对焦虑症、睡眠障碍、更年期女性的睡眠问题等具有改善效果。对慢性支气管炎、发热、头痛、抑郁也有缓和效果。干花可用于草本茶，新鲜叶片可用于烹饪。

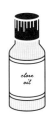

丁香花

有健胃功能。常被加到肉菜中用来增加辛辣味。香味甘甜，和香草相近。具有抗抑郁的作用，其精油制品具有杀菌、防腐的作用。同时，还具有轻微麻醉、镇痛的效果，被用于牙痛镇痛剂中。

中医小课堂

近年来，将西方医学和东方医学优势互补、中西医相结合的诊疗手段逐渐成为主流。本部分将从身心两方面着手，为你提供改善身体不适和疾病的小妙招。

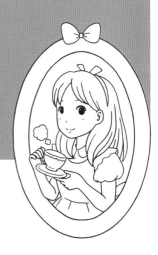

你是哪种体质？
四种类型体质自测指南

① 血瘀

表征 舌头背面静脉发青、肿胀。

症状 容易长痣、长色斑或眼睛下方容易长黑眼圈，还容易长痘、长疙瘩等。

调理方法 通过运动、拉伸来促进血液循环，养成活动身体的习惯。同时，要注意不要长时间保持一个姿势不动。多吃洋葱、薤头、葡萄柚等活血食物。

② 血虚

表征 舌头吐出来时微微颤抖，舌头颜色偏浅。

症状 皮肤、头发、指甲没有光泽，脸色不好，偏消瘦，眼花，失眠，贫血。

调理方法 属于营养不足的类型，应避免刻意减肥和偏食，注意作息规律。多吃动物肝脏、菠菜等补血食物。

中医将体内活动的要素分为"气、血、水"三类。"气"指能量,"血"指血液,"水"指体液。这三大要素在体内正常活动,使人体保持健康。当有一者不足或阻滞,就会出现不适。基于这样一种思想,中医将人的体质分为血瘀、血虚、水滞、气滞四类。

③ 水滞

表征 舌周有齿痕。

症状 大脑和身体容易疲乏,水肿,软便或者有腹泻倾向,容易长痘、长痤疮,偏胖,易出汗,怕冷等。

调理方法 忌暴饮暴食,少吃油腻等重口味食物。喜欢喝酒抽烟的人要注意节制。通过轻微运动帮助出汗,将多余的水分和废弃物排出体外。

④ 气滞

表征 经常叹气。

症状 容易焦虑,易怒,有点抑郁,容易打嗝、放屁,腹涩(有便意但拉不出来),胸闷,喉咙感觉有堵塞,呼吸困难。

调理方法 多喝茉莉花茶、洋甘菊茶,使用精油等产品来帮助自己放松。

女性的七大中药益友！

※ 服用中药之前，请先咨询相关医生，谨遵医嘱，并到正规中药房开药、取药。

① 人参养荣汤

适用症状 慢性疲劳和虚弱。多见于女性的倦怠感、面色不佳、贫血、食欲不振、微热、怕冷、拉肚子、失眠、皮肤干燥、心悸亢奋、气喘、呼吸困难、健忘等症状。

解说 P53 中介绍过，人参养荣汤能够提高人体消化器官的功能，使营养输送到身体的每个部位，是既能补"气"又能补"血"的万能中药。中医认为，气血不足不仅会造成身体虚弱，还与精神不安、失眠、体力不足、体重下降等各种症状有关。

② 加味逍遥丸

适用症状 失眠、焦虑、不安、上火、潮热、耳鸣、头痛、肩膀酸、手脚冰凉、心悸、经前期综合征。

解说 使体内的"气"下行，促进循环，驱热。并且能补足"血"，使体内保持良好的平衡状态。经常被用于缓解因交感神经兴奋引起的焦虑、失眠等中老年女性神经症状。

③ 抑肝散加陈皮半夏

适用症状 失眠、压力引起的食欲不振、更年期等伴随的神经过敏、易怒、焦虑、经前期综合征等。

解说 通过调节自主神经来补足"血"，促进"气""血"循环的处方药。能消除压力对身体产生的影响，使自主神经安定。配合使用了整理肠胃功能的生药，肠胃虚弱的人也可以安心服用。

越是从没喝过中药，或者因为不了解而不敢碰中药的人，喝完中药以后就越觉得效果明显。我平时经常给前来中药门诊看病的患者做诊疗，这里专门挑选出七种能有效缓解女性身体不适和女性烦恼的中药。

④ 五苓散

适用症状 眼花、口干舌燥、恶心、食欲不振、腹痛、头痛、水肿、宿醉等。

解说 提高身体机能，将多余的"水"排出体外的处方药。因为只是将多余的"水"排出体外，所以对暂时性的体内积"水"也有效果。

⑤ 当归芍药散

适用症状 手脚冰凉、贫血、眼花、面色苍白、肩膀酸、耳鸣、月经失调。

解说 给全身补充营养，使血行畅通的同时，能够通过调整水分的代谢，使多余的水分排出体外，能改善体寒、月经失调。

⑥ 桂枝茯苓丸

适用症状 下腹部疼痛、肩膀酸、头痛、眼花、上火、脚冷、痛经、月经失调。

解说 改善阻滞的"血"循环，使下半身变暖，从而改善痛经、月经失调等症状。有研究表明该中药对淡化黄褐斑也能起到一定效果。

⑦ 十味败毒汤

适用症状 面部痤疮、荨麻疹、瘙痒起疹、过敏性皮炎、乳腺炎。

解说 患处久治不愈，反复出水化脓，将皮肤多余的堵塞物排出，排出多余的"水"和热，使皮肤恢复到正常状态。

图书在版编目（CIP）数据

不疲劳的生活 /（日）工藤孝文著；葛培媛译. --
南昌：江西科学技术出版社，2021.3
ISBN 978-7-5390-7391-0

Ⅰ.①不… Ⅱ.①工… ②葛… Ⅲ.①疲劳(生理)—
消除—基本知识 Ⅳ.①R161

中国版本图书馆CIP数据核字(2020)第111445号

国际互联网（Internet）地址：http://www.jxkjcbs.com
选题序号：ZK2020024 图书代码：B20180-101
版权登记号：14-2020-0168
责任编辑 魏栋伟
项目创意/设计制作 快读慢活
特约编辑 周晓晗 王瑶
纠错热线 010-84766347

不疲劳的生活

（日）工藤孝文 著
葛培媛 译

出版发行	江西科学技术出版社	
社　　址	南昌市蓼洲街2号附1号 邮编330009	
	电话:(0791) 86623491　86639342(传真)	
印　　刷	天津联城印刷有限公司	
经　　销	各地新华书店	
开　　本	880mm×1230mm　1/32	
印　　张	6.5	
字　　数	114千字	
印　　数	1-10000册	
版　　次	2021年3月第1版　2021年3月第1次印刷	
书　　号	ISBN 978-7-5390-7391-0	
定　　价	48.00元	

赣版权登字 -03-2020-446 版权所有 侵权必究

(赣科版图书凡属印装错误，可向承印厂调换)

快读·慢活®

《减糖生活》

正确减糖，变瘦! 变健康! 变年轻!

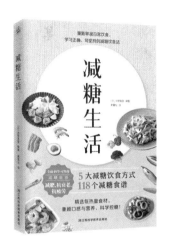

　　大多数人提起减糖，要么就是不吃主食，要么就是只看到"减"字，结果虽然控制了糖类的摄入，但是把本该增加的肉类、鱼类、蛋类等蛋白质也减少了。

　　本书由日本限糖医疗推进协会合作医师水野雅登主编，介绍了肉类、海鲜类、蔬菜类、蛋类、乳制品等九大类食材在减糖饮食期间的挑选要点，以及上百种食品的糖含量及蛋白质含量一览表。书中还总结了5大饮食方式，118个减糖食谱，帮你重新审视日常饮食，学习正确、可坚持的减糖饮食法，帮助你全面、科学、可坚持地减糖，让你变瘦、变健康、变年轻!

　　减糖原本的目的并不是为了减肥，而是一种保持健康的饮食方式。愿本书能够陪伴大家正确认识减糖，轻松实践可坚持的减糖生活，通过减糖获得健康的体魄，还能在美容、精神方面收获意外的效果。

快读·慢活®

《四季养生全书》

应季养生，过不生病、不衰老的生活

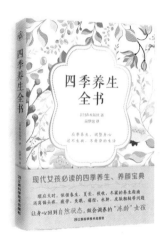

　　轻微头痛、体寒、水肿、失眠、月经失调、皮肤粗糙、便秘、总是觉得累……你是否常有这些不适与烦恼？

　　掌握一年的自然变化，顺应季节生活，遵循春生、夏长、秋收、冬藏的原则，就不会生病，甚至还能延缓衰老。

　　《四季养生全书》针对不同季节、不同节气的自然变化，阐述了起居作息、饮食养生、精神调节与运动指南等全面的内容，科学、简明、实操性强，搭配手绘插图，把二十四节气里的养生智慧融入现代女性的日常生活，是当下养生 Girl 的必备之书。愿所有女孩都能成为会调养的冻龄美人。

快读·慢活®

《女人都想要的暖养指南》

暖暖的女人不生病!

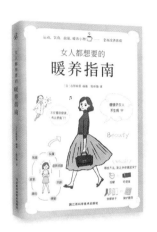

　　每天都忙忙碌碌,压力很大;喜欢穿单薄的时尚服装、美体的塑形内衣、长筒袜;喜欢喝冰饮料、啤酒,吃甜点和水果……当代女性的生活中充斥着这些容易让人体寒的东西。所以,我们才要"祛寒",暖养才是正确的生活以及调养方式。

　　日本祛寒名医写给每一位女性的暖养宝典。通过暖养,改善各种身体不适,让每位女性都能收获美丽和健康。

　　体寒是万病之源。本书从运动、饮食、泡澡、暖养小物以及分季节祛寒要点等多个方面,介绍了让每位女性在生活中就能轻松实践的暖养妙招,有效解决头痛、失眠、便秘、痛经、不孕、皮肤干燥等各种烦恼。暖养自己,做健康美人!

《精油大全》

全家人从头到脚都适用的精油配方大全

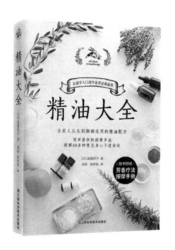

什么是芳香疗法？精油从何而来？精油是怎么制造出来的？精油有什么作用？压力过大时该用什么精油？睡不好该用什么精油？如何用精油缓解疲劳？如何用精油自制化妆品和家务用品？……

日本芳疗专家带你走进精油的世界。本书包含了精油基础知识、七大类精油的详细使用方法、14款基础油完全解读、配精油的必学课程、解决身心烦恼的107种芳香疗法处方笺、用精油制作简单的化妆品和家居用品、适用于全家人的精油按摩手法大全等七大部分内容，从入门到专业考证都适用。

随书附赠一本《芳香疗法按摩手册》，教你如何将芳香按摩引入日常生活，让你在享受美好芳香的同时，改善身心状态。

快读·慢活®

从出生到少女，到女人，再到成为妈妈，养育下一代，女性在每一个重要时期都需要知识、勇气与独立思考的能力。

"快读·慢活®"致力于陪伴女性终身成长，帮助新一代中国女性成长为更好的自己。从生活到职场，从美容护肤、运动健康到育儿、家庭教育、婚姻等各个维度，为中国女性提供全方位的知识支持，让生活更有趣，让育儿更轻松，让家庭生活更美好。